从经典到临床

《四圣心源》入门精讲

范逸品　主编

化学工业出版社

·北京·

图书在版编目（CIP）数据

《四圣心源》入门精讲 / 范逸品主编. -- 北京 ：化学工业出版社，2025. 6. --（从经典到临床）.
ISBN 978-7-122-48002-6

Ⅰ. R2-52

中国国家版本馆 CIP 数据核字第 2025BS7785 号

责任编辑：王新辉　赵玉欣　　　装帧设计：关　飞
责任校对：杜杏然

出版发行：化学工业出版社
（北京市东城区青年湖南街 13 号　邮政编码 100011）
印　　装：大厂回族自治县聚鑫印刷有限责任公司
710mm×1000mm　1/16　印张 12¾　字数 240 千字
2025 年 10 月北京第 1 版第 1 次印刷

购书咨询：010-64518888　　　售后服务：010-64518899
网　　址：http://www.cip.com.cn
凡购买本书，如有缺损质量问题，本社销售中心负责调换。

定　　价：59.80 元　

前言

在浩如烟海的中医典籍中，《四圣心源》以其独特的理论体系和卓越的学术价值，占据着举足轻重的地位。

《四圣心源》为清代黄元御所著。黄元御天赋异禀却命运多舛，因庸医误治而损目，自此发愤学医。他以超凡的悟性和坚韧不拔的毅力，遍览历代医家典籍，溯本求源，探寻医道真谛。在深入研究《黄帝内经》《伤寒杂病论》《神农本草经》等经典的基础上，结合自身临床实践，撰写了这部医学巨著。

《四圣心源》理论核心围绕“一气周流，土枢四象”展开。黄元御认为，人体一气如环无端，土居中央，为四象之枢轴，脾升胃降，斡旋中焦，带动肝木左升、肺金右降、心火下降、肾水上升，如此循环往复，维持人体正常的生理功能。一旦一气周流失常，疾病便随之而来。这一理论，以简洁而精妙的方式，阐述了人体生理病理的本质，为中医临床诊断和治疗提供了清晰而独特的思路。

《四圣心源》在临床应用方面具有极高的价值。书中对各种病证的论述，从病因病机到辨证论治，皆条理分明、详尽透彻。无论是外感疾病，还是内伤杂病，黄元御皆能依据其独特的理论体系，做出精准的分析，并给出行之有效的治疗方案。其用药精当，配伍严谨，注重恢复人体一气之周流，常能收到事半功倍之效。

《四圣心源》全书共分十卷。卷一，天人解：讲述人体与自然关系，包含阴阳五行、脏腑生成、气血精神等中医基础理论。卷二，六气解：剖析六气的名目、从化、偏见、本气衰旺及治法，阐述六气对人体的影响。卷三，脉法解：讲解寸口、寸口人迎、三部九候等脉法，以及脏腑脉象、四时脉体、二十四脉等。卷四，劳伤解：论述劳伤相关病证，如阳脱、气血、精遗、吐血等的病因病理。卷五至卷七，杂病解：对鼓胀、噎膈、腹痛、中风等多种杂病的根原进行分析。卷八，七窍解：探讨耳目、鼻口、舌、牙、咽喉等七窍病证的根原。卷九，疮疡解：主要论述痈疽、瘰疬、癞风、痔漏等疮疡病证的根原。卷十，妇人解：包含经脉根原、杂病根原、胎妊解、产后根原等内容，针对妇人的生理病理特点进行阐述。

研习《四圣心源》原文，对中医初学者来说，难度稍大！鉴于此，笔者以黄元御《四圣心源》原书内容为蓝本，以让初学者看得懂、学得会为出发点，编写了《〈四圣心源〉入门精讲》。我们采用“原文＋白话讲解”的写作方式，用简单的语言让读者全面了解黄元御的理论及遣方用药，希望能为初习中医的朋友们降低学习难度。

书稿虽经反复打磨，也难保疏漏，恳请读者指正。祝开卷有益！

编者

2025 年 4 月

目录

卷一　天人解

卷二　六气解

卷三　脉法解

卷四 劳伤解

卷五 杂病解上

卷六 杂病解中

卷七 杂病解下

卷八 七窍解

卷九 疮疡解

卷十 妇人解

索引

卷一

天人解

阴阳变化

阴阳未判，一气混茫。气含阴阳，则有清浊，清则浮升，浊则沉降，自然之性也。升则为阳，降则为阴，阴阳异位，两仪[1]分焉。清浊之间，是谓中气，中气者，阴阳升降之枢轴，所谓土也。

枢轴运动，清气左旋，升而化火，浊气右转，降而化水。化火则热，化水则寒。方其半升，未成火也，名之曰木。木之气温，升而不已，积温成热，而化火矣。方其半降，未成水也，名之曰金。金之气凉，降而不已，积凉成寒，而化水矣。

水、火、金、木，是名四象[2]。四象即阴阳之升降，阴阳即中气之浮沉。分而名之，则曰四象，合而言之，不过阴阳。分而言之，则曰阴阳，合而言之，不过中气所变化耳。

四象轮旋，一年而周。阳升于岁半之前，阴降于岁半之后。阳之半升则为春，全升则为夏；阴之半降则为秋，全降则为冬。春生夏长，木火之气也，故春温而夏热；秋收冬藏，金水之气也，故秋凉而冬寒。土无专位，寄旺于四季之月，各十八日，而其司令之时，则在六月之间。土合四象，是谓五行也。

【释义】天地万物均由气产生，天地未分之时，其为阴阳交融的混沌一体之态。天地一开，则阴阳二气运动开始，阳者轻清上浮，阴者重浊下沉。阴阳上升下降运动之中，便有中气斡旋其中，而阴阳之运动则全赖此中气枢纽的调节。在中国传统文化中，土居中央，因此中气的五行属性为土。

土居中央，木火金水居于四旁，火曰炎上为升为阳，水曰润下为降为阴，木气为温，其性半升，金气为凉，其性半降。木火土金水五行，一直处于运动的状态，木火主升之运动，金水主降之运动，而土居中央调节阳升阴降之运动。因此所谓木火金水之四象，即阴阳升降之运动。所谓阴阳升降，即中气之上浮下沉。

将以上阴阳升降之理应用于一年之中，则春夏为阳升之时，秋冬为阴降之时。春应木气为半升，夏应火气为全升，秋应金气为半降，冬应水气为全降。因此四季气候春温夏热、秋凉冬寒。而土为中气，因此四季皆有土气之性，每季各十八日。土气司令之时，一般为六月。

---

[1] 两仪：天地。

[2] 四象：四时之象。

五行生克

五行之理，有生有克。木生火，火生土，土生金，金生水，水生木。木克土，土克水，水克火，火克金，金克木。其相生相克，皆以气而不以质也，成质则不能生克矣。

盖天地之位，北寒、南热、东温、西凉。阳升于东，则温气成春，升于南，则热气成夏；阴降于西，则凉气成秋，降于北，则寒气成冬。春之温生夏之热，夏之热生秋之凉，秋之凉生冬之寒，冬之寒生春之温。土为四象之母，实生四象，曰火生土者，以其寄宫在六月火令之后，六月湿盛，湿为土气也。其实水火交蒸，乃生湿气。六月之时，火在土上，水在土下，寒热相逼，是以湿动。湿者，水火之中气，土寄位于西南，南热而西凉，故曰火生土，土生金也。

相克者，制其太过也。木性发散，敛之以金气，则木不过散；火性升炎，伏之以水气，则火不过炎；土性濡湿，疏之以木气，则土不过湿；金性收敛，温之以火气，则金不过收；水性降润，渗之以土气，则水不过润。皆气化自然之妙也。

【释义】木火土金水五行，其相互之间的关系主要为生克关系。五行之中，生者为母，如木为火母、火为木子。天地万物皆有约束，有生有克，克之太过则五行失衡，因此五行之中生克平衡方能达到阴阳运动的自稳态。

天地之位，亦与气之运动密不可分。气升于春夏为温热，气降于秋冬为凉寒。依据五行相生之理，则春生夏、夏生秋、秋生冬、冬生春，而土居中央生四季。土为湿气，由水火交蒸而来，其令在六月位于火令之后、金令之前，因此亦有火生土、土生金之说。由此可见，湿气即水火之中气。木曰曲直，其性条达升散，因此以收敛之金气制之；火曰炎上，因此以润下之水气制之；土曰稼穑，因此以木气疏透之；金曰从革，其性收敛沉降，因此以火气制之；水曰润下，因此以土气制之。五行之间相生相克，方不至于太过不及、阴阳失衡。

脏腑生成

人与天地相参也。阴阳肇基，爰有祖气，祖气者，人身之太极[1]也。祖气初

---

[1] 太极：指原始混沌之气。

凝，美恶攸分，清浊纯杂，是不一致，厚薄完缺，亦非同伦。后日之灵蠢寿夭，贵贱贫富，悉于此判，所谓命秉于生初也。

祖气之内，含抱阴阳，阴阳之间，是谓中气。中者，土也。土分戊己，中气左旋，则为己土；中气右转，则为戊土。戊土为胃，己土为脾。己土上行，阴升而化阳，阳升于左，则为肝，升于上，则为心；戊土下行，阳降而化阴，阴降于右，则为肺，降于下，则为肾。肝属木而心属火，肺属金而肾属水。是人之五行也。

五行之中，各有阴阳，阴生五脏，阳生六腑。肾为癸水，膀胱为壬水，心为丁火，小肠为丙火，肝为乙木，胆为甲木，肺为辛金，大肠为庚金。五行各一，而火分君相。脏有心主相火之阴，腑有三焦相火之阳也。

【释义】祖气被视为人体生命的原始能量或根本动力，相当于“一元之气”“太极”，它是生命形成、气血运行的精微物质。

中气存在于祖气内部，为阴阳二气之间的能量，被认为是“土”的属性。中气分为左旋的“己土”和右转的“戊土”，分别对应人体的脾和胃。

五行是中医理论中的重要组成部分，用来解释脏腑功能和相互关系。五行包括木、火、土、金、水，每种元素都与特定的脏腑相对应。木与肝和胆对应，肝负责疏泄和调畅气机，胆则储存和分泌胆汁助消化。火与心、小肠相应，心为丁火，小肠为丙火，但火分为君火（心）和相火（心包络、三焦）两种。土与脾和胃对应，脾为己土、主升，胃为戊土、主降，脾主运化水谷精微，胃负责受纳和腐熟食物。金与肺和大肠对应，肺主管呼吸和宣发肃降，大肠负责吸收水分和排泄糟粕。水与肾和膀胱对应，肾藏精、主水液代谢，膀胱贮存尿液并排出体外。五脏六腑中，五脏属阴，六腑属阳，它们之间通过气血津液相互作用，共同维持人体的正常生理功能。阴阳、五行理论反映了中医对人体生理结构和功能的认识，以及如何通过调整脏腑间的平衡来达到治疗疾病的目的。

气血原本

肝藏血，肺藏气，而气原于胃，血本于脾。盖脾土左旋，生发之令畅，故温暖而生乙木；胃土右转，收敛之政行，故清凉而化辛金。午半阴生，阴生则降，三阴右降，则为肺金。肺金即心火之清降者也，故肺气清凉而性收敛。子半阳生，阳生则升，三阳左升，则为肝木。肝木即肾水之温升者也，故肝血温暖而性生发。肾水温升而化木者，缘己土之左旋也，是以脾为生血之本；心火清降而化金者，缘戊土之右转也，是以胃为化气之原。

气统于肺，凡脏腑经络之气，皆肺气之所宣布也，其在脏腑则曰气，而在经络则为卫。血统于肝，凡脏腑经络之血，皆肝血之所流注也，其在脏腑则曰血，而在经络则为营。营卫者，经络之气血也。

【释义】气血是维持生命活动的基本物质，它们的生成与多个脏腑的功能密切相关。脾属土，其气左旋，使生发功能顺畅，温暖而生乙木（肝木）；胃土右转，使收敛功能得以施行，清凉而化为辛金（肺金）。午半阴生，三阴右降，形成肺金。肺金是心火清降而成，所以肺气清凉且具有收敛的特点。子半阳生，三阳左升，形成肝木。肝木是肾水温升而成，所以肝血温暖且具有生发的特性。肾水温升则化为肝木（水生木），缘于己土（脾土）左旋，肝藏血，故脾为生血之本；心火清降化为肺金，缘于戊土（胃土）右转，肺主气，所以说胃是化气之原。

具体来说，脾胃负责运化水谷精微，食物经过脾胃的消化吸收后，转化为水谷精微。水谷精微是气血生成的重要来源之一。肺吸入自然界清气，与脾胃运化的水谷精微相结合，形成宗气。肺具有的宣发与肃降功能有助于气血的运行。肾藏先天之精，先天之精与后天水谷精微结合，共同参与气血的生成。心主血脉，心推动血液在脉管中循环，保证气血的畅通。肝的疏泄作用能调畅全身气机，促进气血的流通。同时气与血关系密切，气为血之帅，血为气之母。气能推动血液运行，气足则血行，气虚则血滞；血液是气运行的载体，血足则气行，血亏则气虚。

气的运行由肺主导，全身脏腑和经络中的气，都是靠肺气来布散的。气在脏腑里时就叫“气”，到了经络中就称为“卫气”（卫气有护卫体表、抵御外邪等作用）。血的调控与肝相关，全身脏腑和经络中的血，都是靠肝血来灌注的。血在脏腑里时就叫“血”，到了经络中就称为“营气”（营气能化生血液、营养周身）。所以，“营气”和“卫气”其实就是经络中运行的气血，是气血在经络中的具体表现形式。

综上所述，在中医理论中气血的生成是一个复杂的生理过程，涉及多个脏腑之间的相互协作。脾胃的运化功能、肺的呼吸作用、肾的藏精作用以及心和肝的功能都是气血生成不可或缺的部分。

精神化生

肝血温升，升而不已，温化为热，则生心火；肺气清降，降而不已，清化为寒，则生肾水。水之寒者，五脏之悉凝也。阴极则阳生，故纯阴之中，又含阳气。火之热者，六腑之尽发也。阳极则阴生，故纯阳之中，又胎阴气。阴中有阳，则水温而精盈；阳中有阴，则气清而神旺。

神发于心，方其在肝，神未旺也，而已现其阳魂；精藏于肾，方其在肺，精未盈也，而先结其阴魄。《素问》：随神往来者谓之魂，并精出入者谓之魄。盖阳气方升，未能化神，先化其魂，阳气全升，则魂变而为神。魂者，神之初气，故随神而往来。阴气方降，未能生精，先生其魄，阴气全降，则魄变而为精。魄者，精之始基，故并精而出入也。

【释义】精神化生是指人体内在的精神活动与物质基础之间的相互关系和转化过程。肝木主藏血，肝血温升，如果升腾过度，会转化为热，进而生成心火。肺主肃降，故肺气清降，如果下降过度，会转化为寒，进而生成肾水。通过阴阳互化，阴极则阳生，阳极则阴生，维持着身体的平衡。精神（阳）与物质（阴）的关系为阳中有阴、阴中有阳。阳气中包含了阴的成分，使得气清而神旺；阴气中包含了阳的成分，使得水温而精盈。

魂被认为是精神的初步形态，随着阳气的上升，魂逐渐转化为成熟的神。魄被认为是精的初步形态，随着阴气的下降，魄逐渐转化为成熟的精。《素问》：“随神往来者谓之魂，并精出入者谓之魄。”这里的魂魄与神、精的关系强调了它们在生命活动中的重要性。

形体结聚

肝主筋，其荣爪；心主脉，其荣色；脾主肉，其荣唇；肺主皮，其荣毛；肾主骨，其荣发。凡人之身，骨以立其体干，筋以束其关节，脉以通其营卫，肉以培其部分，皮以固其肌肤。

皮毛者，肺金之所生也，肺气盛则皮毛致密而润泽。肌肉者，脾土之所生也，脾气盛则肌肉丰满而充实。脉络者，心火之所生也，心气盛则脉络疏通而条达。筋膜者，肝木之所生也，肝气盛则筋膜滋荣而和畅。髓骨者，肾水之所生也，肾气盛则髓骨坚凝而轻利。五气皆备，形成而体具矣。

【释义】五脏与人体组织具有关联性。肝主筋，其荣在爪，肝脏与人体的筋膜组织相关联，筋膜组织负责连接和支撑骨骼，保持关节的活动性。健康的肝脏能够使筋膜得到良好的滋养，表现为指甲光泽和坚韧。心主脉，其荣在色，心脏与人体的脉络系统相关联，负责输送血液和营养物质。心脏功能良好时，面部肤色红润有光泽。脾主肉，其荣在唇，脾脏与人体的肌肉组织相关联，负责营养物质的消化吸收。脾脏功能正常时，肌肉饱满且口唇红润。肺主皮，其荣在毛，肺脏与人体的皮肤和毛发相关联，负责气体交换和维持皮肤的屏障功能。肺脏功能良好时，皮肤细腻光滑，毛发有光泽。肾主骨，其荣在发，肾脏与人体的骨骼和头发相关联，负责骨髓的生成和头发的生长。肾脏功能正常时，骨骼坚固，头发乌黑亮丽。

五官开窍

肝窍于目，心窍于舌，脾窍于口，肺窍于鼻，肾窍于耳。五脏之精气，开窍于头上，是谓五官。

手之三阳，自手走头，足之三阳，自头走足。头为手足六阳之所聚会。五脏阴也，阴极生阳，阳性清虚而亲上，清虚之极，神明出焉。五神发露，上开七窍，声色臭味，于此攸辨。

官窍者，神气之门户也。清阳上升，则七窍空灵；浊阴上逆，则五官窒塞。清升浊降，一定之位。人之少壮，清升而浊降，故上虚而下实；人之衰老，清陷而浊逆，故下虚而上实。七窍之空灵者，以其上虚；五官之窒塞者，以其上实。其实者，以其虚也，其虚者，以其实也。

【释义】头部汇集了手三阳和足三阳的经脉，是阳气最旺盛的地方。“清升浊降”对人体健康的重要性不言而喻。清阳之气上升使得七窍变得空灵，感官功能正常。浊阴之气上行会导致五官堵塞，感官功能受损。清升浊降是自然规律，年轻时清阳上升而浊阴下降，老年人则相反，清阳下降而浊阴上升。随着年龄增长，人体内清浊之气的变化趋势表现在五官的生理功能上，这也反映了中医理论中对生命周期的认识。

五气分主

肝属木，其色青，其臭臊，其味酸，其声呼，其液泣。心属火，其臭焦，其味苦，其声笑，其液汗，其色赤。脾属土，其味甘，其声歌，其液涎，其色黄，其臭香。肺属金，其声哭，其液涕，其色白，其臭腥，其味辛。肾属水，其液唾，其色黑，其臭腐，其味咸，其声呻。

盖肝主五色，五脏之色，皆肝气之所入也。入心为赤，入脾为黄，入肺为白，入肾为黑。心主五臭，五脏之臭，皆心气之所入也。入脾为香，入肺为腥，入肾为腐，入肝为臊。脾主五味，五脏之味，皆脾气之所入也。入肺为辛，入肾为咸，入肝为酸，入心为苦。肺主五声，五脏之声，皆肺气之所入也。入肾为呻，入肝为呼，入心为言，入脾为歌。肾主五液，五脏之液，皆肾气之所入也。入肝为泪，入心为汗，入脾为涎，入肺为涕。

【释义】五脏分别与五行、五色、五味、五臭、五声及五液之间具有对应关系。每个脏器不仅有自己的五行属性，而且还与自然界中的颜色、气味、味道、声音和体液有着特定的对应关系（表 1-1）。这些对应体现了中医的整体观念，即人体与自然界的五行有密切的关联。通过观察这些外部表现，可以推断出内部脏腑的功能状态，对于诊断和治疗疾病具有重要的指导意义。

表 1-1　五气分主表

五脏	五行	五色	五臭	五味	五声	五液
肝	木	青	臊	酸	呼	泪(泣)
心	火	赤	焦	苦	笑(言)	汗
脾	土	黄	香	甘	歌	涎
肺	金	白	腥	辛	哭	涕
肾	水	黑	腐	咸	呻	唾

五味根原

木曰曲直，曲直作酸。火曰炎上，炎上作苦。金曰从革，从革作辛。水曰润下，润下作咸。土爰稼穑，稼穑作甘。

火性炎上，上炎则作苦。水性润下，下润则作咸。木性升发，直则升而曲则不升，郁而不升，是以作酸。

金性降敛，从则降而革则不降，滞而不降，是以作辛。使坎离交媾，龙虎回环，则火下炎而不苦，水上润而不咸，木直升而不酸，金从降而不辛。

金木者，水火所由以升降也。木直则肾水随木而左升，金从则心火随金而右降。木曲而不直，故肾水下润；金革而不从，故心火上炎。而交济水火，升降金木之权，总在于土。

土者，水火金木之中气，左旋则化木火，右转则化金水，实四象之父母也。不苦、不咸、不酸、不辛，是以味甘。己土不升，则水木下陷，而作酸咸；戊土不降，则火金上逆，而作苦辛。缘土主五味，四象之酸苦辛咸，皆土气之中郁也。

四象之内，各含土气，土郁则传于四脏，而作诸味。调和五脏之原，职在中宫也。

【释义】酸、苦、甘、辛、咸与木、火、土、金、水之间具有对应关系。金（肺）木（肝）的升降与水（肾）火（心）的调和密切相关，木（肝）直则肾水随木左升，金（肺）从则心火随金右降。如果木（肝）气曲而不直，不能顺畅地升发，则会导致肾水下润。如果金（肺）气革而不从，不能顺畅地下降，则会导致心火上炎。土居于五行之中，具有调和金木水火的作用，土的升降决定了其他四行的平衡。如果土气不调，土郁则传于四脏，影响到其他四脏的生理功能，导致各种味道的变化。调和五脏的根本，在于中土脾胃的功能正常。

五行与五味的对应关系在中医理论中被广泛应用于疾病诊断和治疗过程中，如口感甜腻，通常归为脾的运化失司；口感发苦，通常与心火有关。五味理论可以帮助理解疾病的原因，并据此制定相应的治疗方案。

五情缘起

肝之气风，其志为怒。心之气热，其志为喜。肺之气燥，其志为悲。肾之气寒，其志为恐。脾之气湿，其志为思。盖阳升而化火则热，阴降而化水则寒。离火[1]上热，泄而不藏，敛之以燥金，则火交于坎府[2]；坎水下寒，藏而不泄，动之以风木，则水交于离宫。木生而火长，金收而水藏。当其半生，未能茂长，则郁勃而为怒。既长而神气畅达，是以喜也。当其半收，将至闭藏，则牢落[3]而为悲。既藏而志意幽沦，是以恐也。

物情乐升而恶降。升为得位，降为失位，得位则喜，未得则怒，失位则恐，将失则悲。自然之性如此，其实总土气之回周而变化也。

己土东升，则木火生长；戊土西降，则金水收藏。生长则为喜怒，收藏则为悲恐。若轮枢莫运，升降失职，喜怒不生，悲恐弗作，则土气凝滞，而生忧思。

心之志喜，故其声笑，笑者，气之升达而酣适也。肾之志恐，故其声呻，呻者，气之沉陷而幽郁也。肝之志怒，故其声呼，呼者，气方升而未达也。肺之志悲，故其声哭，哭者，气方沉而将陷也。脾之志忧，故其声歌，歌者，中气结

---

[1] 离火：心火。

[2] 坎：肾。

[3] 牢落：孤寂。

郁，故长歌以泄怀也。

【释义】五行、五脏与五情之间的关联说明了情志变化与身体健康之间的联系。当五行之气的升降失常时，会导致情志的变化，进而影响到人的身心健康。通过调整情志，可以达到调节脏腑功能的目的。

肝之气风，其志为怒。肝气属木，木性喜条达而恶抑郁，所以肝气顺畅则人情绪平和，肝气郁结则易怒。怒代表了肝气的上升未达，即肝气欲升而不能，因此产生怒的情绪。心之气热，其志为喜。心气属火，火性热而向上，心气旺盛则人心情愉悦。喜代表了心气的畅达，即心气得以自由流动，因此产生喜的情绪。肺之气燥，其志为悲。肺气属金，金性收敛而干燥，肺气收敛则人容易感到悲伤。悲代表了肺气的下降即将陷入，即肺气欲降而不能，因此产生悲的情绪。肾之气寒，其志为恐。肾气属水，水性寒而向下，肾气充足则人心安定。恐代表了肾气的深沉，即肾气欲藏而不能，因此产生恐的情绪。脾之气湿，其志为思。脾气属土，土性温润而稳重，脾气平衡则人心思清晰。思代表了中气的结郁，即脾气的运行不畅，因此产生思的情绪。

阳气上升，则转化为火，产生热；阳气下降，则转化为水，产生寒。这说明了阴阳变化与寒热的关系。心火居上，其性热且有向外发散的特点，依靠肺金之敛，使心火下行与肾水相交；肾水居于下，其性寒且具有闭藏的特点（藏而不泄），肝之升发可鼓动肾水，使肾水上行与心火相交。正常情况下，木生而火长，金收而水藏。当肝木生发不畅时，人易抑郁、愤怒；肝木生发正常时，人则神气舒畅，会产生喜悦之情。

在升降理论中，己土（脾土）主东升，脾土之气向东升则有利于木火（肝心）之气的正常运化。戊土（胃土）主西降，戊土（胃土）之气向西降则有利于金水（肺肾）的收藏，可以增强肺和肾的功能。生长代表春季和夏季，对应木火，表现为喜怒；收藏代表秋季和冬季，对应金水，表现为悲恐。土居中央，既有生长也有收藏的作用，当土气顺畅运转时，五情得以正常表达；反之，如果土气凝滞，五情就会受到影响。

精华滋生

阴生于上，胃以纯阳而含阴气，有阴则降，浊阴下降，是以清虚而善容纳。阳生于下，脾以纯阴而含阳气，有阳则升，清阳上升，是以温暖而善消磨。水谷入胃，脾阳磨化，渣滓下传，而为粪溺，精华上奉，而变气血。

气统于肺，血藏于肝。肝血温升，则化阳神；肺气清降，则产阴精。五脏皆有精，悉[1]受之于肾；五脏皆有神，悉[1]受之于心；五脏皆有血，悉[1]受之于肝；五脏皆有气，悉[1]受之于肺。总由土气之所化生也。

土爰稼穑，稼穑作甘，谷味之甘者，秉土气也。五谷香甘，以养脾胃，土气充盈，分输四子[2]。己土左旋，谷气归于心肺；戊土右转，谷精归于肾肝。脾胃者，仓廪之官，水谷之海，人有胃气则生，绝胃气则死。胃气即水谷所化，食为民天[3]，所关非细也。

【释义】胃在五行中属阳，但其有阴气内敛的特性。胃有此阴气，才能使胃阳之气下行。胃的这种下降功能，使得食物残渣等浊阴之物能顺利下行，让胃保持清虚的状态，从而善于容纳新摄入的水谷。脾在五行属阴，却蕴含阳气。正是因为这阳气，脾能将水谷精微等清阳之气上升。清阳上升，脾获得温煦之力，从而能更好地对食物进行消化吸收。食物进入胃后，依靠脾阳的作用进行消化。消化后的食物残渣向下传送，形成粪便和尿液排出体外。食物中的精华部分，在脾的升清作用下向上输送，为化生气血提供物质基础。

肺主气、司气之运行，肝藏血、调节血量。肝血温暖上升则化生阳气与精神，肺气清凉下降则产生阴精。五脏的精、神、血、气分别与肾、心、肝、肺密切相关，而五脏的这些物质基础和功能活动，归根结底都由脾胃中土之气所化生。

五行中土的特性是播种和收获，由此产生甘味，所以谷物甘甜之味源于土气，故香甜的五谷能够滋养脾胃。脾胃将五谷运化后，精微物质分输其他四脏。具体来说，脾（己土）气左旋，水谷精微向上输送至心肺；胃（戊土）气右转，水谷精微向下输送至肾肝。所以说脾胃是储存和运化水谷的重要器官。胃气为水谷所化，有无胃气事关人的生死。

总之，人体通过饮食和脏腑功能来生成精、气、血、神，并强调了脾胃在这一过程中的核心作用。脾胃功能正常是维持生命的关键，肾精、心神、肝血、肺气最终都是由土气所化生，胃气断绝会导致生命终结。

糟粕传导

水谷入胃，消于脾阳。水之消化，较难于谷。缘脾土磨化，全赖于火，火为

[1] 悉：都、皆。

[2] 四子：心肺肝肾。

[3] 食为民天：即“民以食为天”。

土母，火旺土燥，力能克水，脾阳蒸动，水谷精华，化为雾气，游溢而上，归于肺家，肺金清肃，雾气降洒，化而为水，如釜水沸腾，气蒸为雾也。

气化之水，有精有粗。精者入于脏腑而为津液，粗者入于膀胱而为溲溺。溲溺通利，胃无停水，糟粕后传，是以便干。

《灵枢·营卫生会》：上焦如雾，中焦如沤，下焦如渎。气水变化于中焦，沤者，气水方化，而未盛也，及其已化，则气腾而上，盛于胸膈，故如雾露，水流而下，盛于膀胱，故如川渎。川渎之决，由于三焦。《素问·灵兰秘典》：三焦者，决渎之官，水道出焉。

盖三焦之火秘，则上温脾胃而水道通；三焦之火泄，则下陷膀胱而水窍闭。《灵枢·本输》：三焦者，足太阳少阴之所将，太阳之别也，上踝五寸，别入贯腨肠，出于委阳，并太阳之正，入络膀胱，约下焦，实则闭癃，虚则遗溺。以水性蛰藏，太阳寒水蛰藏，三焦之火秘于肾脏，则内温而外清。水府清通，上窍常开，是以气化之水渗于膀胱，而小便利。若太阳寒水不能蛰藏，三焦之火泄于膀胱，膀胱热癃，水窍不开，脾胃寒郁，但能消谷，不能消水，水不化气上腾，爰与谷滓并入二肠，而为泄利。泄利之家，水入二肠而不入膀胱，是以小便不利。所谓实则闭癃者，三焦之火泄于膀胱也。

【释义】这段文字主要论述了中医理论中关于水谷消化、气化以及三焦与水液代谢的关系等内容，具体如下。

(1) 水谷消化与脾阳　强调水谷入胃后，在脾阳作用下进行消化，而水的消化比谷物更难。因为脾土消化依赖于火（肾阳），火旺则脾土干燥，能克制水，脾阳蒸腾，水谷化为雾气上升至肺。

(2) 气化之水的分类　气化后的水分为精华和粗糙两部分，精华部分入脏腑成为津液，粗糙部分进入膀胱成为尿液。尿液通利，胃中无停水，糟粕才能正常传导，大便才会干爽。

(3) 三焦与气水变化　引用《灵枢·营卫生会》篇内容说明气水在中焦变化，未完全化时如“沤”，已化时气如雾露上腾于胸膈，水如川渎下流至膀胱。而川渎的通决取决于三焦。《素问·灵兰秘典》篇内容指出三焦是管理水道通利的器官。三焦之火闭藏，则能温养脾胃使水道通畅；三焦之火外泄，则会使水道闭塞。

(4) 三焦与膀胱的关系　据《灵枢·本输》，三焦与足太阳、少阴相关，与膀胱联系紧密。正常情况下，太阳寒水蛰藏，三焦之火闭藏于肾，体内温暖而体表清爽，膀胱清通，小便正常。若太阳寒水不能蛰藏，三焦之火泄于膀胱，会导致膀胱热癃，水窍不开，脾胃寒郁，只能消谷不能消水，水不能化气上腾，与谷滓一起进入大小肠，导致泄利，出现小便不利的情况，这就是所谓的“实则闭癃”。

经脉起止

胆、胃、大肠、小肠、三焦、膀胱，是谓六腑。肝、心、脾、肺、肾、心包，是谓六脏。六脏六腑，是生十二经。经有手足不同，阳明大肠、太阳小肠、少阳三焦，是谓手之三阳经。阳明胃、太阳膀胱、少阳胆，是谓足之三阳经。太阴脾、少阴肾、厥阴肝，是谓足之三阴经。太阴肺、少阴心、厥阴心主❶，是谓手之三阴经。

手之三阳，自手走头。手阳明，自次指，出合谷，循臂上廉，上颈，入下齿，左之右，右之左，上挟鼻孔。手太阳，自小指，从手外侧循臂下廉，上颈，至目内眦。手少阳，自名指❷，循手表，出臂外，上颈，至目锐眦❸。三经皆自臂外而走头，阳明在前，太阳在后，少阳在中。

足之三阳，自头走足。足阳明行身之前，自鼻之交頞，循喉咙，入缺盆，下乳，挟脐，循胫外，入大指次指。足太阳行身之后，自目内眦，上额，交巅，下项，挟脊，抵腰，贯臀，入腘中，出外踝，至小指。足少阳行身之侧，自目锐眦，从耳后下颈，入缺盆，下胸，循胁，从膝外廉出外踝，入名指❹。三经皆自腿外而走足，阳明在前，太阳在后，少阳在中。

足之三阴，自足走胸。足太阴行身之前，自大指，上内踝，入腹，上膈。足少阴行身之后，自小指，循内踝，贯脊，上膈，注胸中。足厥阴行身之侧，自大指，上内踝，抵小腹，贯膈，布胁肋。三经皆自腿里而走胸，太阴在前，少阴在后，厥阴在中。

手之三阴，自胸走手。手太阴，自胸，出腋下，循臑内前廉，入寸口，至大指。手少阴，自胸，出腋下，循臑内后廉，抵掌后，至小指。手厥阴，自胸，出腋下，循臑内，入掌中，至中指。三经皆自臂里而走手，太阴在前，少阴在后，厥阴在中。

手三阳之走头，足三阳之走足，皆属其本腑而络其所相表里之脏。足三阴之走胸，手三阴之走手，皆属其本脏而络其所相表里之腑。手阳明与手太阴为表

---

❶ 心主：心包。

❷ 名指：无名指。

❸ 目锐眦：外眼角。

❹ 名指：足无名趾。

里，足阳明与足太阴为表里，手太阳与手少阴为表里，足太阳与足少阴为表里，手少阳与手厥阴为表里，足少阳与足厥阴为表里。六阳六阴，分行于左右手足，是谓二十四经也。

【释义】本部分介绍了十二经脉的起始和终止点，以及它们的行走路径（表1-2）。手三阳经自手走头，足三阳经自头走足，而足三阴经自足走胸，手三阴经自胸走手。每个经脉与其相对的脏腑形成表里关系，这在中医理论中非常重要，它们之间的相互作用影响着人体的健康状况。

表 1-2　十二经脉的表里关系

表经	手阳明大肠经	手少阳三焦经	手太阳小肠经	足阳明胃经	足少阳胆经	足太阳膀胱经
里经	手太阴肺经	手厥阴心包经	手少阴心经	足太阴脾经	足厥阴肝经	足少阴肾经

奇经部次

奇经八脉，督、任、冲、带、阳跷、阴跷、阳维、阴维。督脉行于身后，起于下极之腧，并入脊里，上至风府，入属于脑，诸阳之纲也。任脉行于身前，起于中极之下，循腹里，上关元，入目，络舌，诸阴之领也。冲脉起于气冲，并足少阴，挟脐上行，至胸中而散，诸经之海也。带脉起于季胁，回身一周，环腰如带，诸经之约也。阳跷起于跟中，循外踝上行，入于风池，主左右之阳也。阴跷起于跟中，循内踝上行，交贯冲脉，主左右之阴也。阳维起于诸阳会，维络于身，主一身之表也。阴维起于诸阴交，维络于身，主一身之里也。阳跷、阳维者，足太阳之别。阴跷、阴维者，足少阴之别。

凡此八脉者，经脉之络也。经脉隆盛，入于络脉，络脉满溢，不拘于经，内溉脏腑，外濡腠理，别道自行，谓之奇经也。

【释义】奇经八脉是经脉系统中的一种特殊存在，它们不拘泥于十二正经（手之三阴三阳、足之三阴三阳）的循行规律，而是有其独特的循行路径和功能。当十二正经的气血隆盛时，多余的气血会流入奇经八脉，这些络脉在气血充满后，其气血并不受十二正经的限制，而是能够内灌溉脏腑、外濡养腠理，按照其特有的路径自行运行。

营气运行

水谷入胃，化生气血。气之慓悍者，行于脉外，命之曰卫；血之精专者，行于脉中，命之曰营。

营卫运行，一日一夜，周身五十度。人一呼，脉再动，一吸，脉再动，呼吸定息，脉五动，闰以太息，脉六动。一息六动，人之常也。一动脉行一寸，六动脉行六寸。

《灵枢·脉度》：手之六阳，从手至头，长五尺，五六三丈。手之六阴，从手至胸，长三尺五寸，三六一丈八尺，五六三尺，合二丈一尺。足之六阳，从足至头，长八尺，六八四丈八尺。足之六阴，从足至胸，长六尺五寸，六六三丈六尺，五六三尺，合三丈九尺。跷脉从足至目，长七尺五寸，二七一丈四尺，二五一尺，合一丈五尺。督脉、任脉，长四尺五寸，二四八尺，二五一尺，合九尺。凡都合一十六丈二尺。

平人一日一夜一万三千五百息，一息脉行六寸，十息脉行六尺，一日百刻，一刻一百三十五息，人气半周于身，脉行八丈一尺，两刻二百七十息，人气一周于身，脉行十六丈二尺，百刻一万三千五百息，人气五十周于身，脉行八百一十丈。

营气之行也，常于平旦寅时，从手太阴之寸口始。自手太阴注手阳明，足阳明注足太阴，手少阴注手太阳，足太阳注足少阴，手厥阴注手少阳，足少阳注足厥阴，终于两跷、督、任，是谓一周也。二十八脉，周而复始，阴阳相贯，如环无端。五十周毕，明日寅时，又会于寸口，此营气之度也。

【释义】这段文字主要讲述了营卫气血的生成、运行规律及相关经脉长度与营气运行周期等内容，具体如下。

(1) 营卫的生成与特性　水谷进入胃后，化生气血。其中慓悍滑利的气，运行于脉外，称为卫气；精纯专一的血，运行于脉中，称为营气。

(2) 营卫运行与脉象的关系　营气和卫气在身体的运行，一日一夜围绕周身五十圈。人一呼气，脉搏跳动 2 次，一吸气，脉搏跳动 2 次，呼转吸之间（定息），脉搏跳动 1 次（加起来脉五动），加上一次长呼吸（太息）脉搏跳动 1 次（加起来脉六动）。一个呼吸周期（息）脉搏跳动 6 次，这是人的正常情况。脉搏跳动一次，脉就向前行走一寸，六次跳动脉就行走了六寸。

(3) 营气的运行周期　营气通常在平旦寅时，从手太阴肺经的寸口开始运行，依次流经手阳明大肠经、足阳明胃经、足太阴脾经、手少阴心经等，最后经两跷脉、督脉、任脉，完成一周。二十八脉周而复始，阴阳相贯，如环无端，五十周完成后，第二天寅时又会回到寸口，这就是营气的运行规律（图 1-1）。

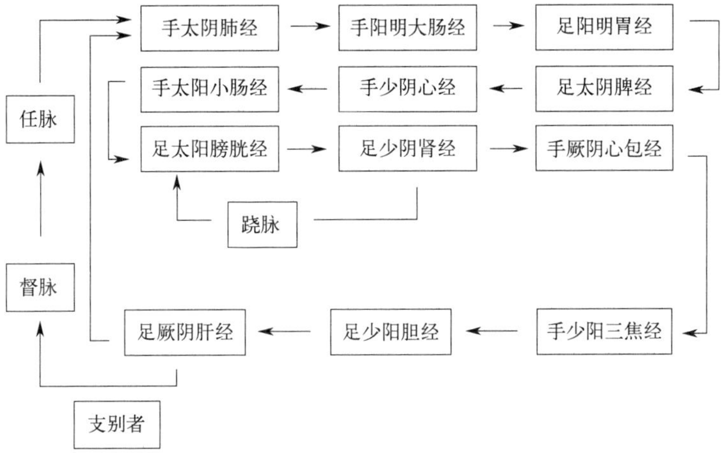

图 1-1　营气运行图

卫气出入

卫气昼行阳经二十五周，夜行阴脏二十五周。

卫气之行也，常于平旦寅时，从足太阳之睛明始。睛明在目之内眦足太阳之穴也。平旦阳气出于目，目张则气上行于头，循项，下足太阳，至小指之端。别入目内眦，下手太阳，至小指之端。别入目锐眦，下足少阳，至小指次指之端，上循手少阳之分侧，下至名指之端。别入耳前，下足阳明，至中指之端。别入耳下，下手阳明，至次指之端。其至于足也，入足心，出内踝，下入足少阴经。阴跷者，足少阴之别，属于目内眦，自阴跷而复合于目，交于足太阳之睛明，是谓一周。如此者二十五周，日入阳尽，而阴受气矣，于是内入于阴脏。其入于阴也，常从足少阴之经而注于肾，肾注于心，心注于肺，肺注于肝，肝注于脾，脾复注于肾，是谓一周。如此者二十五周，平旦阴尽而阳受气矣，于是外出于阳经。其出于阳也，常从肾至足少阴之经，而复合于目。卫气入于阴则寐，出于阳则寤。一日百刻，周身五十，此卫气之度也。

《难经》营卫相随之义，言营行脉中，卫行脉外，相附而行，非谓其同行于一经也。

【释义】这段文字主要讲述了卫气的运行规律及营卫相随的相关内容。

（1）卫气的运行规律　卫气在白天运行于阳经，晚上运行于阴脏。卫气通常在平旦寅时（凌晨3～5点）从足太阳经的睛明穴开始运行，依次经过足太阳经、手太阳经、足少阳经、手少阳经、足阳明经和手阳明经，最终进入足心，然后从足少阴经进入阴跷脉，再回到睛明穴，完成一周的循环。如此循环二十五周，直到日入阳尽后入于阴脏，从足少阴经注入肾，再依次注入心、肺、肝、脾，由脾复注于肾，这就是一周，如此循环二十五周，平旦阴尽则再次外出入阳经。营气和卫气虽然相辅相成，但它们的运行路径不同。卫气与人的睡眠有关，卫气入阴则寐（入睡），卫气出阳则寤（睡醒）。当卫气进入阴经时，人会感到困倦并进入睡眠状态；当卫气从阴经出而进入阳经时，人会睡醒。

（2）营卫相随　《难经》中的营卫相随，是指营气行于脉中、卫气行于脉外，二者相互依附而行，并非指它们同行于一条经脉。

卷二

六气解

内外感伤，百变不穷，溯委穷源，不过六气。六气了彻，百病莫逃，义至简而法至精也。仲景既没，此义遂晦，寒热错讹，燥湿乖谬，零素雪于寒泉，飘温风于阳谷，以水益水而愈深，以火益火而弥热。生灵夭札，念之疚心，作六气解。

【释义】这段话表达了对疾病根源和六气理论的理解，以及对后世医家背离仲景六气理论的担忧。

（1）疾病根源与六气　人体受到外感邪气或内伤因素影响，疾病种类繁多。但追根溯源，都离不开风、寒、暑、湿、燥、火（热）这六气。一旦完全掌握六气的变化规律和原理，就能把握各种疾病的本质，这是极为精妙的医学理论。

（2）仲景之后的理论偏差　医圣张仲景去世后，六气理论逐渐被人忽视或误解。后世医家在对疾病的寒热、燥湿等属性判断上出现诸多错误，就像在寒泉中撒雪，让病情的“寒”更严重；在阳谷中吹暖风，使病情的“热”更厉害。用错误的方法治疗，比如阳气过盛的热证还用温热药，或者阴寒内盛的寒证还用寒凉药，只会让病情恶化。

（3）作者的忧虑与行动　看到这种因理论误解导致患者夭亡的情况，作者痛心疾首，为了纠正错误，阐明六气理论，便创作了《六气解》，希望能让正确的医学理论得以传承和应用，帮助医者准确把握疾病本质，合理治疗。

六气名目

厥阴风木	足厥阴肝　乙木 手厥阴心主　相火
少阴君火	手少阴心　丁火 足少阴肾　癸水
少阳相火	手少阳三焦　相火 足少阳胆　甲木
太阴湿土	足太阴脾　己土 手太阴肺　辛金
阳明燥金	手阳明大肠　庚金 足阳明胃　戊土
太阳寒水	足太阳膀胱　壬水 手太阳小肠　丙火

【释义】六气（风、热、暑、湿、燥、寒）是自然界中六种不同的气候现象，根据三阴三阳的关系分别对应着人体五脏六腑，并与五行相配，代表了人体内部脏腑功能的状态。例如，外界环境的风邪过盛，可能会导致肝气不舒；若体内湿气过重，则可能影响脾的功能等。六气的概念在中医诊断和治疗中非常重要，可帮助医生理解疾病发生的外部因素，并指导如何通过调节人体的脏腑功能来达到治疗目的。

六气从化

天有六气，地有五行。六气者，风、热、暑、湿、燥、寒。五行者，木、火、土、金、水。在天成象，在地成形，六气乃五行之魂，五行即六气之魄。人为天地之中气，秉天气而生六腑，秉地气而生五脏。六气五行，皆备于人身。内伤者，病于人气之偏，外感者，因天地之气偏，而人气感之。

内外感伤，总此六气。其在天者，初之气，厥阴风木也，在人则肝之经应之。二之气，少阴君火也，在人则心之经应之。三之气，少阳相火也，在人则三焦之经应之。四之气，太阴湿土也，在人则脾之经应之。五之气，阳明燥金也，在人则大肠之经应之。六之气，太阳寒水也，在人则膀胱之经应之。

天人同气也，经有十二，六气统焉。足厥阴以风木主令，手厥阴火也，从母化气而为风。手少阳以相火主令，足少阳木也，从子化气而为暑。手少阴以君火主令，足少阴水也，从妻化气而为热。足太阳以寒水主令，手太阳火也，从夫化气而为寒。足太阴以湿土主令，手太阴金也，从母化气而为湿。手阳明以燥金主令，足阳明土也，从子化气而为燥。

盖癸水上升，而化丁火，故手少阴以君火司气，而足少阴癸水在从化之例。丙火下降，而化壬水，故足太阳以寒水当权，而手太阳丙火在奉令之条。木之化火也，木气方盛，而火气初萌，母强子弱，故手厥阴以相火而化气于风木。火气既旺，而木气已虚，子壮母衰，故足少阳以甲木而化气于相火。土之化金也，土气方盛，而金气初萌，母强子弱，故手太阴以辛金而化气于湿土。金气方盛，而土气已虚，子壮母衰，故足阳明以戊土而化气于燥金。母气用事，子弱未能司权，则子从母化；子气用事，母虚不能当令，则母从子化。所谓将来者进，成功者退，自然之理也。

【释义】这段文字系统阐述了中医基础理论中天地六气、五行与人体脏腑经络的对应关系，以及六气从化的原理。

（1）天地六气、五行与人体脏腑经络的关系　自然界存在六气（风、热、暑、湿、燥、寒）与五行（木、火、土、金、水）。人处于天地之间，禀受天气生成六腑，禀受地气生成五脏，六气五行在人体皆具备。内伤疾病源于人体自身之气的偏盛偏衰，外感疾病则是人体感受了天地间六气的偏盛。一年中的气“一分为六”，从初之气到六之气分别对应人体不同经络。

（2）六气从化原理　手厥阴心包属火，随足厥阴肝木的特性化气为风；足少阳胆属木，随手少阳三焦的特性化气为暑；足少阴肾属水，随手少阴心的特性化气为热；手太阳小肠属火，随足太阳膀胱之水的特性化气为寒；手太阴肺属金，随足太阴脾土的特性化气为湿；足阳明胃属土，随手阳明大肠之金的特性化气为燥。从化时遵从的原理：当母气强而子气弱时，子气会跟随母气的变化，如手厥阴心包经的相火跟随风木变化。当子气强而母气弱时，母气会跟随子气的变化，如足少阳胆经的甲木跟随相火变化。这种变化体现了自然界和人体内“将来者进，成功者退”的自然规律。

六气偏见

人之六气，不病则不见，凡一经病，则一经之气见。平人六气调和，无风、无火、无湿、无燥、无热、无寒，故一气不至独见，病则或风、或火、或湿、或燥、或寒、或热，六气不相交济，是以一气独见。如厥阴病则风盛，少阴病则热盛，少阳病则暑盛，太阴病则湿盛，阳明病则燥盛，太阳病则寒盛也。

以此气之偏盛，定缘彼气之偏虚。如厥阴风盛者，土金之虚也。少阴热盛、少阳暑盛者，金水之虚也。太阴湿盛者，水木之虚也。阳明燥盛者，木火之虚也。太阳寒盛者，火土之虚也。以六气之性，实则克其所胜而侮所不胜，虚则己所不胜者乘之，而己所能胜者亦来侮之也。

究之一气之偏盛，亦缘于虚。厥阴能生，则阳气左升而木荣，其风盛者，生意之不遂也。少阴能长，则君火显达而上清，其热盛者，长气之不旺也。阳明能收，则阴气右降而金肃，其燥盛者，收令之失政也。太阳能藏，则相火闭蛰而下暖，其寒盛者，藏气之不行也。土为四维之中气，木火之能生长者，太阴己土之阳升也；金水之能收藏者，阳明戊土之阴降也。中气旺则戊己转运而土和，中气衰则脾胃湿盛而不运。

土生于火而火灭于水，土燥则克水，土湿则水气泛滥，侮土而灭火。水泛土湿，木气不达，则生意盘塞，但能贼土，不能生火以培土，此土气所以困败也。血藏于肝而化于脾，太阴土燥，则肝血枯而胆火炎，未尝不病。但足太阴脾以湿土主令，足阳明胃从燥金化气，湿为本气而燥为化气，是以燥气不敌湿气之旺。阴易盛而阳易衰，土燥为病者，除阳明伤寒承气证外，不多见。一切内外感伤杂病，尽缘土湿也。

【释义】这段内容主要论述了六气与人体疾病的关系。

在健康状态下，人体六气调和，不会出现明显的风、火、湿、燥、热、寒等偏盛现象。当六气中的某一种或几种气出现偏盛的情况时，人就会生病，比如厥阴病则风盛、少阴病则热盛等。六气偏盛的原因往往是因为其他气偏虚导致平衡关系被打破，即厥阴（木）风盛由于土金之虚（木克土、金克木），少阴热盛、少阳暑盛（火）由于金水之虚（火克金、水克火），太阴（土）湿盛由于水木之虚（土克水、木克土），阳明（土）燥盛由于木火之虚（木克土、火生土），太阳（水）寒盛由于火土之虚（水克火、土克水）。从五行之间的制约与反制关系看，实则克其所胜而侮所不胜，虚则己所不胜者乘之，遵从相乘、相侮的原理。

土为四维之中气，是其他四行的基础，中气旺则土和，中气衰则土湿，中气的强弱直接影响着其他四行的平衡，因此中气是维持身体健康的重要因素。木火生长靠太阴己土（脾土）阳升，金水收藏靠阳明戊土（胃土）阴降。土燥克水，土湿则水气泛滥，侮土灭火，导致木气不达，土气困败。血藏于肝化于脾，若太阴脾土过于干燥，会使肝血亏虚，进而导致胆火上炎引发疾病。但由于足太阴脾以湿土为主导，足阳明胃从燥金化气，湿气是脾的本气，燥气是胃的化气，所以湿气通常比燥气更盛。人体阴阳状态是阴容易过盛而阳容易虚弱，土燥导致的病证除了阳明伤寒承气证外相对少见。而各种内外因素导致的疾病，大多是由于土湿引起的。

本气衰旺

经有十二，司化者六经，从化者六经。从化者不司气化，总以司化者为主，故十二经统于六气。病则或见司化者之本气，或见从化者之本气，或司化者而见从化之气，或从化者而见司化之气，全视乎本气之衰旺焉。

手少阴以君火司化，足少阴之水从令而化热者，常也。而足少阴之病寒，是从化者自见其本气，以水性原寒。手少阴之病寒，是司化者而见从化之气，以君火原从水化也。

足太阳以寒水司化，手太阳之火从令而化寒者，常也。而手太阳之病热，是从化者自见其本气，以火性原热。足太阳之病热，是司化者而见从化之气，以寒水原从火化也。

足厥阴以风木司化，手厥阴之火从令而化风；手少阳以相火司化，足少阳之木从令而化暑者，常也。而手厥阴之病暑，足少阳之病风，是从化者自见其本气，以火性生暑，而木性生风也。

足太阴以湿土司化，手太阴之金从令而化湿；手阳明以燥金司化，足阳明之土从令而化燥者，常也。而手太阴之病燥，足阳明之病湿，是从化者自见其本气，以金性本燥而土性本湿也。

大抵足太阳虽以寒化，而最易病热。手少阴虽以热化，而最易病寒。厥阴原以风化，而风盛者固多。少阳虽以火化，而火败者非少。金性本燥，而手太阴从土化湿者，常有七八。土性本湿，而足阳明从金化燥者，未必二三也。

【释义】这段文字主要阐述了六经的司化与从化以及疾病状态下六气的表现。

人体内十二条经脉是人体气血运行的主要通道。司化者属于直接主管气化的六条经脉，从化者是跟随其他经脉变化的六条经脉。疾病发生时，可能会表现出司化经脉的本气特征，也可能表现出从化经脉的本气特征，或者司化经脉见从化经脉的本气特征，或者从化经脉见司化经脉的本气特征。疾病的具体表现取决于本气的衰旺状态，即司化或从化经脉的强弱。比如水火之气与疾病：手少阴以君火司化，足少阴之水通常随从而化热，但足少阴病寒是从化者显现本气，手少阴病寒是司化者出现从化之气。足太阳以寒水司化，手太阳之火通常随从而化寒，但手太阳病热是从化者显现本气，足太阳病热是司化者出现从化之气。

六气病状特点：足太阳虽以寒化但易病热，手少阴虽以热化但易病寒，厥阴风盛情况较多，少阳火败情况也不少，手太阴金性本燥但从土化湿的情况常有七八成，足阳明土性本湿但从金化燥的情况未必有二三成。

厥阴风木

风者，厥阴木气之所化也，在天为风，在地为木，在人为肝。足厥阴以风木主令，手厥阴心主以相火而化气于风木，缘木实生火，风木方盛，子气初胎，而火令未旺也。

冬水闭藏，一得春风鼓动，阳从地起，生意[1]乃萌。然土气不升，固赖木气以升之，而木气不达，实赖土气以达焉。盖厥阴肝木，生于肾水而长于脾土。水土温和，则肝木发荣，木静而风恬；水寒土湿，不能生长木气，则木郁而风生。

木以发达为性，己土湿陷，抑遏乙木发达之气，生意不遂，故郁怒而克脾土，风动而生疏泄。凡腹痛下利，亡汗失血之证，皆风木之疏泄也。肝藏血而华色，主筋而荣爪，风动则血耗而色枯，爪脆而筋急。凡眦黑唇青，爪断筋缩之证，皆风木之枯燥也。及其传化乘除，千变不穷。故风木者，五脏之贼[2]，百病之长。凡病之起，无不因于木气之郁。以肝木主生，而人之生气不足者，十常八九，木气抑郁而不生，是以病也。

木为水火之中气，病则土木郁迫，水火不交，外燥而内湿，下寒而上热。手厥阴，火也，木气畅遂，则厥阴心主从令而化风，木气抑郁，则厥阴心主自现其本气。是以厥阴之病，下之则寒湿俱盛，上之则风热兼作，其气然也。

【释义】风木属于厥阴之气，是自然界中的风和人体内的肝经所对应的属性。天地之间，风木在天为风，在地为木，在人体内则为肝。肝木生于肾水而长于脾

[1] 生意：指肝木疏泄的生理功能。肝木之气具有升发条达的特性。

[2] 贼：指肝木厥阴之气对五脏的侵害。

土，水土温和则肝木茂盛，木气稳定则风平浪静；水寒土湿则木气受阻，风动而生。木性喜条达，己土湿陷会迎制肝木（乙木）生长，使其郁怒而克脾土，导致风动疏泄，出现腹痛下利、亡汗失血之证。风木还能导致眼部、嘴唇颜色变暗，指甲脆弱，筋缩等症状，这些都是风木干燥所致。因为肝木与其他脏腑关系密切，木气郁滞可克脾土，还可影响心、肺、肾等，引发多种疾病，所以称风木为“五脏之贼，百病之长”。此外，木气的郁结也是许多疾病发生的原因，因为肝木主生，木气抑郁不生影响气机运行则可导致疾病的发生。

木气处于水火之间，木气郁结会导致水火不交，出现外燥内湿、下寒上热的症状。手厥阴经心包属火，木气顺畅，则手厥阴心包可以化气为风；如果木气郁结，则手厥阴心包会显现其本气，即火性，从而导致上部的风热症状和下部的寒湿症状，致使上下气机不通，产生上热下寒的病理变化。厥阴之病用下法可导致寒湿俱盛，治疗过度则会出现风热并作的症状，这些症状反映了木气的状态。

少阴君火

热者，少阴君火之所化也，在天为热，在地为火，在人为心。少阴以君火主令，手少阴心，火也，足少阴肾，水也，水火异气，而以君火统之，缘火位于上而生于下。坎[1]中之阳，火之根也。坎阳升则上交离[2]位而化火，火升于水，是以癸水化气于丁火[3]。水化而为火，则寒从热化，故少阴之气，水火并统，而独以君火名也。

君火虽降于手，而实升于足。阳盛则手少阴主令于上，而癸水亦成温泉；阴盛则足少阴司气于下，而丁火遂为寒灰。以丁火虽司气化，而制胜之权，终在癸水，所恃者，生土以镇之。但土虽克水，而百病之作，率由土湿，湿则不能克水而反被水侮。土能克水者，惟伤寒阳明承气一证，其余则寒水侮土者，十九不止。土溃则火败，故少阴一病，必寒水泛滥而火土俱负，其势然也。

至于上热者，此相火之逆也。火中有液，癸水之根，相火上逆，灾及宫城，心液消亡，是以热作。凡少阴病热，乃受累于相火，实非心家之过。而方其上热，必有下寒，以水火分离而不交也。见心家之热，当顾及肾家之寒。盖水火本交，彼此相交，则为一气，不交则离析分崩，逆为冰炭。究之火不胜水，则上热

---

[1] 坎：肾。

[2] 离：心。

[3] 丁火：手少阴心。

不敌下寒之剧，不问可知也。

血根于心而藏于肝，气根于肾而藏于肺。心火上热，则清心家之血；肾水下寒，则暖肾家之气。故补肝之血则宜温，补心之血则宜清，补肺之气则宜凉，补肾之气则宜暖，此定法也。

【释义】君火为少阴之气所化，对应天之热象、地之火性、人之心脏，是生命活动的核心动力。《素问·天元纪大论》云："君火以明，相火以位。"君火主神明与统帅，相火主推动与温煦，二者共同维持人体生理。君火统摄水火，虽心（手少阴）为火、肾（足少阴）为水，但火根于肾中坎阳（肾阳），即"坎中之阳，火之根也"。坎（肾）为水卦，中藏一阳，此阳升腾化火，交于离（心）卦，形成"心火下降、肾水上升"的阴阳交媾，故曰"火升于水，是以癸水化气于丁火"。此即黄元御"坎离交济"理论的核心。

肾水（癸水）通过坎阳升发化为心火（丁火），水寒之性转化为火热之用，故少阴病虽涉水火，但以君火为统帅，命名亦从火。君火虽由心（手少阴）降于全身，但其根源在肾（足少阴）。阳盛时，心火下温肾水，肾水得温则成"温泉"；阴盛时，肾阳衰微，心火失根而成"寒灰"，此即"火不归元"之病理。丁火（心火）的气化功能依赖癸水（肾水）的滋养，但关键在脾土（中气）的枢纽作用。土能克水以制寒，然土湿则失运，反被水侮，导致"土溃则火败"。此即黄元御"中气衰败，水火不交"的核心病机，如《伤寒论》少阴病"脉微细，但欲寐"即为此证。

少阴病的核心是肾阳衰微（寒水泛滥），导致心火失根（火负）、脾土失运（土负），形成"下寒上热"的假象，实为真寒假热。相火为肾中龙雷之火，本应潜藏于下，若因脾湿中阻或肾阳不足，相火不归位而上逆，灼伤心液，则见上热（如口疮、咽痛）。此即"火不归元"之证，如郑钦安所言"真阳外越"。上热（相火）与下寒（肾阳衰）本质是水火不交，治疗需兼顾上下，而非单纯清心。如《伤寒论》少阴病"咽痛"用猪肤汤，既滋肾水又润心液，体现"顾下寒"之法。水火不交最终导致火衰水盛，下寒重于上热，临床可见"上热（口燥、咽痛）伴下寒（腹泻、肢冷）"的矛盾证候，如四逆汤证。

心主血，肝藏血；肾主气，肺藏气。此与《素问·五脏生成》"肝藏血，心行之"及《难经》"肾为气之根"一致。补肝血宜温：肝血需肾阳温煦以化生，如当归、熟地黄配附子。补心血宜清：心火易亢，需清润，如生地黄、丹参。补肺气宜凉：肺为娇脏，喜凉润，如沙参、麦冬。补肾气宜暖：肾阳为气根，需温补，如附子、肉桂。此即黄元御"脾湿则碍升降，温中燥湿为要"的延伸，强调恢复中气以通水火。

少阳相火

暑者，少阳相火之所化也，在天为暑，在地为火，在人为三焦。手少阳以相火主令，足少阳胆以甲木而化气于相火，缘火生于木，相火既旺，母气传子，而木令已衰也。

三焦之火，随太阳膀胱之经下行，以温水脏，出腘中，贯腨肠，而入外踝。君火升于足而降于手，相火升于手而降于足。少阳之火降，水得此火，而后通调，故三焦独主水道。《素问·灵兰秘典》：三焦者，决渎之官，水道出焉。膀胱者，州都之官，津液藏焉，气化则能出矣。盖水性闭蛰而火性疏泄，闭蛰则善藏，疏泄则善出。《灵枢·本输》：三焦者，入络膀胱，约下焦，实则闭癃，虚则遗溺。相火下蛰，水脏温暖而水腑清利，则出不至于遗溺，藏不至于闭癃，而水道调矣。水之所以善藏者，三焦之火秘于肾脏也。此火一泄，陷于膀胱，实则下热而闭癃，虚则下寒而遗溺耳。

手之阳清，足之阳浊，清则升而浊则降。手少阳病则不升，足少阳病则不降。凡上热之证，皆甲木之不降，于三焦无关也。相火本自下行，其不下行而逆升者，由于戊土之不降。戊土与辛金，同主降敛，土降而金敛之，相火所以下潜也。戊土不降，辛金逆行，收气失政，故相火上炎。足少阳虽从三焦化火，而原属甲木，病则兼现其本气。相火逆行，则克庚金，甲木上侵，则贼[1]戊土。手足阳明，其气本燥，木火双刑[2]，则燥热郁发，故少阳之病，多传阳明。然少阳之气，阴方长而阳方消，其火虽盛，而亦易衰。阴消阳长则壮，阴长阳消则病。病于相火之衰者，十之八九内伤惊悸之证，皆相火之衰也。病于相火之旺者，十之一二而已伤寒少阳有之。

【释义】相火为少阳之气所化，对应天之暑象、地之火性、人之三焦，是推动气化与水液代谢的核心动力。《素问·天元纪大论》云："君火以明，相火以位。"君火主神明，相火主气化，二者共同维持人体生理。

"三焦者，决渎之官，水道出焉。"（《素问·灵兰秘典论》）三焦为六腑之一，主司水液代谢，通过"决渎"（疏通水道）确保水液循环。其功能依赖相火的温煦作用：相火下蛰于肾，通过三焦系统上行温暖脾土，下行蒸化膀胱，使水液"藏而不泄"（肾）与"泄而不藏"（膀胱）达动态平衡。手少阳三焦经主相火

---

[1] 贼：即克伐之意，木盛而克土。

[2] 木火双刑：胃与大肠五行属土，厥阴风木与少阳相火共同克伐脾土，导致燥热伤津。

功能，足少阳胆经以甲木化生相火，体现“火生于木”的五行关系。相火升发依赖肝木疏泄，但相火过旺则反耗木气，形成“母病及子”的病理转折。君火（心火）由足少阴肾水升发，交于手少阴心；相火（三焦火）由手少阳三焦降下，温煦足少阴肾水。此即“水火既济”的动态平衡，依赖中气（脾土）的枢转作用。

相火郁滞于上，表现为上热（口疮、咽痛）、木火刑金（咳嗽、咯血）等证。胆火失于疏泄，表现为下寒（腹泻、肢冷）、土湿木郁（腹胀、痰饮）等证。因戊土（胃）不降、辛金（肺）不敛，相火失于潜藏，上炎为“龙雷之火”（如失眠、躁狂），下陷为“贼邪阴火”（如遗精、带下）。脾土左旋、肺金右降，共同引导相火下行。若脾湿胃逆（如《伤寒论》太阴病），则相火失降，上热下寒证显。内伤病多因相火不足，表现为心神失养（惊悸、失眠）、脾土失温（腹泻、水肿）。

治疗需温补相火，如附子、肉桂，兼燥湿健脾（白术、茯苓）。外感病如伤寒少阳证（小柴胡汤证），因相火郁滞于半表半里，表现为寒热往来、口苦咽干。治疗需和解少阳、疏泄相火。相火妄动可煎熬津液为痰（如癫痫、眩晕），灼伤血络为瘀（如吐血、便血）。治疗需滋阴潜阳（如生地黄、玄参）配伍化痰（贝母、瓜蒌）或活血（丹参、赤芍）之品。

《素问·阴阳应象大论》：“壮火之气衰，少火之气壮；壮火食气，气食少火；壮火散气，少火生气。”生理性相火为“少火”，病理性相火为“壮火”，与黄元御“相火以位”思想一致。《灵枢·本输》：“三焦者，入络膀胱，约下焦，实则闭癃，虚则遗溺。”明确了三焦与膀胱的经络联系及病理表现。郑钦安（火神派）：“相火者，水中之阳也，静则藏，动则发。”强调相火源于肾阳，治疗重用附子、干姜。叶天士（温病派）：“相火为病，多从木郁土中得之。”主张疏肝健脾以安相火，如逍遥散加减。

此段文字以“相火统三焦”为核心，构建了少阳病的病理框架：相火失降则上热（手少阳病），相火失升则下寒（足少阳病），中气失运则水火不交。治疗需辨明相火虚实，虚者温补（如四逆汤），实者清泄（如大柴胡汤），并兼顾脾胃枢机。临床中，慢性肾病、消化系统疾病及情志病均可从此理论辨治，体现了中医“气化”思维的独特价值。

太阴湿土

湿者，太阴土气之所化也，在天为湿，在地为土，在人为脾。太阴以湿土主令，辛金从土而化湿；阳明以燥金主令，戊土从金而化燥。己土之湿为本气，戊土之燥为子气，故胃家之燥不敌脾家之湿，病则土燥者少，而土湿者多也。

太阴主升，己土升则癸水与乙木皆升。土之所以升者，脾阳之发生也。阳虚则土湿而不升，己土不升，则水木陷矣。火金在上，水木在下，火金降于戊土，水木升于己土。戊土不降，则火金上逆；己土不升，则水木下陷，其原总由于湿盛也。

《子华子》：阴阳交，则生湿。湿者，水火之中气。上湿则化火而为热，下湿则化水而为寒。然上亦有湿寒，下亦有湿热。湿旺气郁，津液不行，火盛者，熏蒸而生热痰，火衰者，泛滥而生寒饮，此湿寒之在上者。湿旺水郁，膀胱不利，火衰者，流溢而为白淫，火盛者，梗涩而为赤浊，此湿热之在下者。

便黄者，土色之下传，便赤者，木气之下陷。缘相火在水，一线阳根，温升而化乙木，木中温气，生火之母，升则上达而化火，陷则下郁而生热。木气不达，侵逼土位，以其郁热传于己土，己土受之，于是浸淫于膀胱。五行之性，病则传其所胜，其势然也。

阴易盛而阳易衰，故湿气恒长而燥气恒消。阴盛则病，阳绝则死，理之至浅，未尝难知。后世庸愚，补阴助湿，泻火伐阳，病家无不夭枉于滋润，此古今之大祸也。

【释义】湿由太阴土气化生。在天地人对应关系中，在天为湿，在地为土，在人为脾。太阴以湿土主令，辛金会随着土气而化湿；阳明以燥金主令，戊土会随着金气而化燥。己土的湿是本气，戊土的燥是子气，所以胃的燥气不敌脾的湿气，患病时土燥的情况少见，土湿的情况居多。

太阴主升，己土上升则癸水与乙木也随之上升。土能上升是因为脾阳生发，若脾阳虚则土湿不能上升，己土不升，水木就会下陷。正常情况下，火金在上，水木在下，火金借助戊土下降，水木依靠己土上升。若戊土不降，火金就会上逆，己土不升，水木就会下陷，根源都是湿气过盛。

引用《子华子》中的“阴阳交，则生湿”，说明湿是水火的中气。湿在上部可能化火为热，在下部可能化水为寒，但也存在上湿寒、下湿热的情况。湿气旺盛导致气机郁滞，津液运行不畅，火盛时熏蒸会生成热痰，火衰时水液泛滥会生成寒饮，这是湿寒在上的病证。湿盛水郁，膀胱气化不利，火衰时则出现白淫（即白色黏液），火盛时则小便梗涩、赤浊，这是湿热在下的病证。

大便发黄，是土色下传；大便发红，是木气下陷。因为水中相火是阳气的根源，温升后化为乙木，木中的温气是生火的基础，木气上升能化火，下陷则会郁而发热。木气不畅，侵逼土位，将郁热传给己土，己土又将热传至膀胱。五行特性决定，病会传至其所胜的一行。

人体阴易盛而阳易衰，所以湿气常盛而燥气常消。阴盛就会生病，阳绝则会死亡，道理浅显易懂。但后世一些庸医，采用补阴助湿、泻火伐阳的治法，导致患者多因过度滋润而夭折，这是古今的大灾祸。

阳明燥金

燥者，阳明金气之所化也，在天为燥，在地为金，在人为大肠。阳明以燥金主令，胃土从令而化燥；太阴以湿土主令，肺金从令而化湿。胃土之燥，子气而非本气，子气不敌本气之旺，故阴盛之家，胃土恒湿；肺金之湿，母气而非本气，母气不敌本气之旺，故阳盛之家，肺金恒燥。

太阴性湿，阳明性燥，燥湿调停，在乎中气。中气旺，则辛金化气于湿土而肺不伤燥，戊土化气于燥金而胃不伤湿。中气衰，则阴阳不交而燥湿偏见。湿胜其燥，则饮少而食减，溺涩而便滑；燥胜其湿，则疾饥而善渴，水利而便坚。

阴易进而阳易退，湿胜者常多，燥胜者常少。辛金化湿者，十之八九，戊土化燥者，百不二三。阳明虽燥，病则太阴每胜而阳明每负，土燥而水亏者，伤寒阳明承气证外绝无而仅有。是以仲景垂法，以少阴负趺阳者为顺。缘火胜则土燥，水胜则土湿，燥则克水，湿则反为水侮。水负则生，土负则死，故少阴宜负，而趺阳宜胜。以土能胜水，则中气不败，未有中气不败而人死者。

燥为寒热之中气，上燥则化火而为热，下燥则化水而为寒。反胃噎膈之家，便若羊矢，其胃则湿而肠则燥。

湿为阴邪，阴性亲下，故根起于脾土而标见于膝踝；燥为阳邪，阳性亲上，故根起于大肠而标见于肘腕。所谓阴邪居下，阳邪居上，一定之位也。

然上之燥，亦因于下之湿。中风之家，血枯筋缩，其膝踝是湿，而肘腕未尝非燥。使己土不湿，则木荣血畅，骨弱筋柔，风自何来！医家识燥湿之消长，则仲景堂奥可阶而升矣。

【释义】太阴脾（足太阴）属土，其性湿；阳明胃（足阳明）亦属土，其性燥。二者同为中土，但因阴阳属性不同而呈现燥湿差异。《素问·阴阳应象大论》云："湿生土。"脾为阴土，主运化水液，故性湿；胃为阳土，主受纳腐熟，故性燥。中气（脾土）旺盛时，肺金（辛金）得脾湿滋养而不燥，胃土（戊土）得胃燥温煦而不湿。此即脾"为胃行其津液"（《素问·太阴阳明论》）的生理基础，体现中气对燥湿的平衡作用。中气衰弱时，脾湿与胃燥无法交通，导致湿胜或燥胜的偏颇。《伤寒论》太阴病"腹满而吐，食不下"与阳明病"胃家实"即为此证。湿胜则脾失运化，表现为饮水减少、食欲减退、小便不利（湿阻膀胱）、大便溏泄（湿滞大肠），如《金匮要略》"心下坚大如盘"的痰饮病。燥胜则胃失润降，表现为容易饥饿、口渴喜饮、小便通利（燥伤津液）、大便秘结（肠燥失润），如《伤寒论》阳明病"潮热，谵语，手足濈然汗出"的大承气汤证。

阴（湿）气易亢进，阳（燥）气易衰退，故临床以湿胜为主，燥胜少见。肺金（辛金）易被脾湿所化，胃土（戊土）难被胃燥所化，体现“湿为阴邪，易袭阳位”的病理特点。阳明胃燥虽存在，但病理状态下太阴脾湿常占优势，真正因胃燥伤津（土燥水亏）者极少，除伤寒阳明腑实证外罕见。《伤寒论》强调“少阴负趺阳”（肾水不亢于胃土）为顺，因“火胜则土燥，水胜则土湿”（黄元御），土燥可克水（防湿泛），土湿则反被水侮（致水泛）。肾水（少阴）不亢盛则生机存，胃土（趺阳）强盛则中气存。中气不败则无死证，体现有胃气则生，无胃气则死（《素问·平人气象论》）的临证准则。燥邪为寒热转化的中间状态：上焦（肺胃）燥盛则化火生热（如肺热咳嗽、胃热口渴），下焦（大肠肾）燥盛则化水生寒（如肠寒便秘、肾寒肢冷）。反胃（呕吐）、噎膈（吞咽困难）患者，胃中湿滞（脾失运化）而肠中燥结（胃失润降），大便如羊粪（燥结），体现上湿下燥的矛盾状态。

“湿为阴邪，阴性亲下，故根起于脾土而标见于膝踝；燥为阳邪，阳性亲上，故根起于大肠而标见于肘腕。”湿为阴邪，易袭下焦，根源在脾土，症状见于膝踝（如水肿、关节痛）；燥为阳邪，易袭上焦，根源在大肠，症状见于肘腕（如皮肤干燥、筋脉挛急）。此即“阴邪居下，阳邪居上”的定位规律。

上焦燥证（如中风筋缩）常由下焦湿滞（脾湿）引起。脾湿（己土）导致肝木失养（木不荣），血虚筋挛，外风易袭。若脾土不湿，则肝血充盈、筋脉柔和，外风无从侵袭。此即“治风先治血，血行风自灭”的理论依据。

此段文字以“太阴湿、阳明燥”为核心，构建了中焦脾胃的病理框架：中气衰则湿燥失衡，湿胜则脾病，燥胜则胃病，临床以湿胜为主。治疗需“培中气以调燥湿”（如四君子汤、理中汤），并辨识燥湿的上下分布（如上燥下湿用麦门冬汤，上湿下燥用温脾汤）。此理论对慢性消化系统疾病（如胃炎、肠炎）、风湿病及中风后遗症的辨治具有指导意义，体现了黄元御“重视中气，脾湿胃逆”的学术特色。

太阳寒水

寒者，太阳水气之所化也，在天为寒，在地为水，在人为膀胱。太阳以寒水主令，足太阳膀胱，水也，手太阳小肠，火也，火水异气，而以寒水统之，缘水位于下而生于上。离中之阴，水之根也。离阴降而下交坎位[1]而化水，水降于

[1] 坎位：即八卦中的水（☵），上下两爻为阴，中间为阳。离卦（☲）为火，上下两爻为阳，中间为阴。在水火的转化中，离卦与坎卦上下交变而互相转化，心火之阴下降与肾水之阳相合则化生水，肾水之阳上济则化为心火。

火，是以丙火化气于壬水。火化而为水，则热从寒化，故太阳之气，水火并统，而独以寒水名也。

水性本寒，少阳三焦之火，随太阳而下行，水得此火，应当不寒。不知水之不寒者，癸水而非壬水也。盖水以蛰藏为性，火秘于内，水敛于外，是谓平人。木火主里，自内而生长之，故里气常温；金水主表，自外而收藏之，故表气常清。血生于木火，故血温而内发；气化于金水，故气清而外敛。人之经脉，厥阴在里，春气之内生也；次则少阴，夏气之内长也；次则阳明，秋气之外收也；太阳在表，冬气之外藏也。阳藏则外清而内温，阳泄则内寒而外热。外易寒水而为热火，内易温泉而为寒冰，外愈热而内愈寒，生气绝根，是以死也。

癸水温而壬水寒则治，癸水寒而壬水热则病。癸水病则必寒，壬水病则多热。以丁火化于癸水，故少阴之脏，最易病寒；壬水化于丙火，故太阳之腑，最易病热。是以病寒者，独责癸水而不责壬水；病热者，独责壬水而不责癸水也。

【释义】太阳寒水是指太阳经所对应的寒水特性，在人体中主要与膀胱经相关。太阳寒水主要体现在足太阳膀胱经和手太阳小肠经。膀胱属水，小肠属火，但在这个系统中都归属于寒水的范畴。水的性质本寒，但体内有少阳三焦之火随着太阳之气下行，使得水不会过于寒冷。“癸水”代表温暖的水液，“壬水”则是较寒凉的水液。健康人应当具备水之闭藏之功，表现为相火闭藏于内、肾水收敛于外。肝木与心火主内，内气温煦生血，血性温，主内发。肺金与肾水主外，外气清凉化气，气性清，主外敛。人体经脉中，厥阴肝经主内，对应春气；少阴心经主内，对应夏气；阳明胃经主外，对应秋气；太阳膀胱经主外，对应冬气。阳气闭藏则外清凉而内温煦，阳气外泄则内寒而外热。外寒转为外热，内温转为内寒，外愈热而内愈寒，生命之根断绝，导致死亡。

肾水（癸水）温煦而膀胱水（壬水）寒凉则为健康；肾水虚寒而膀胱水热盛则为疾病。肾脏病变多表现为寒，膀胱病变多表现为热。心火（丁火）依赖肾水（癸水）滋养，故少阴心最易病寒；膀胱水（壬水）依赖小肠火（丙火）温煦，故太阳膀胱最易病热。因此，寒证主要责之于肾水（癸水），热证主要责之于膀胱水（壬水）。疾病治疗时通常针对“癸水”的寒象和“壬水”的热象进行调理。

六气治法

仲景《伤寒》，以六经立法，从六气也。六气之性情形状，明白昭揭，医必知此，而后知六经之证。六经之变化虽多，总不外乎六气，此义魏晋而后，绝无解者。先圣之法，一线莫传，凌夷至于今日，不堪问矣。

【释义】《伤寒论》中的六经体系与自然界风、寒、暑、湿、燥、火相对应，了解这些气的特性和表现形式对于理解六经病证至关重要。

治厥阴风木法

桂枝苓胶汤			
甘草	桂枝	白芍	茯苓
当归	阿胶	生姜	大枣

上热加黄芩。寒加干姜、附子。

治少阴君火法

黄连丹皮汤			
黄连	白芍	生地	丹皮

少阴病，水胜火负，最易生寒。若有下寒，当用椒、附。

治少阳相火法

柴胡芍药汤			
柴胡	黄芩	甘草	半夏
人参	生姜	大枣	白芍

治太阴湿土法

术甘苓泽汤			
甘草	茯苓	白术	泽泻

治阳明燥金法

百合五味汤			
百合	石膏	麦冬	五味

治太阳寒水法

苓甘姜附汤			
甘草	茯苓	干姜	附子

太阳病，最易化生湿热，以化气于丙火，而受制于湿土也。若有湿热，当用栀、膏之类。

【释义】太阳病易生湿热，因太阳（膀胱经）化气关联丙火（小肠经，属火），火易生热；且膀胱主水液，易受湿土（脾土）制约，致水湿内停，热与湿合则成湿热。若见湿热，可用栀子、石膏类药。栀子苦寒，清热利湿；石膏大寒，泻火清热。二者体现清热利湿并举之则。此论基于五行生克，太阳化气赖丙火易生热，湿土制水易成湿，故湿热为常见变证，治以清利，药随证选。

卷三

脉法解

六腑化谷，津液布扬，流溢经络，会于气口，气口成寸，以决死生。微妙在脉，不可不察。

医法无传，脉理遂湮，金简长封，玉字永埋。方书累架，七诊之义无闻；医录连床，九候之法莫著。既迷罔于心中，复绵昧于指下，使踟蹰之余，命饱庸妄之毒手。顾此悢悢[1]，废卷永怀，作脉法解。

【释义】人体水谷精微随津液布散全身，经由经络系统汇聚于“气口”（即手腕处的桡动脉），医生通过对气口脉象的测量来判断病情，甚至决定生死。医者必须仔细观察和理解脉象变化的精妙。由于缺乏传承，脉诊的知识和技术逐渐被遗忘、埋没。许多人不仅在理论上对脉诊感到困惑，在实际操作中也难以掌握其精髓，产生“心中不了，指下不明”的困惑，使许多患者不幸成为受害者。撰写《脉法解》，希望能帮助恢复和发展脉诊的传统知识和技术。

[1] 悢悢：悲愤。

寸口脉法

饮食入胃，腐化消磨，手太阴散其精华，游溢经络，以化气血。气血周流，现于气口，以成尺寸。

气口者，手太阴肺经之动脉也。关前为寸，关后为尺，尺为阴而寸为阳。关者，阴阳之中气也。寸口在鱼际之分，关上在太渊之分，尺中在经渠之分。

心与小肠，候于左寸，肺与大肠，候于右寸。肝胆候于左关，脾胃候于右关。肾与膀胱候于两尺，心主三焦，随水下蛰，亦附此焉。《素问·脉要精微论》：尺内两傍，则季胁也。尺外以候肾，尺里以候腹。中附上，左外以候肝，内以候膈，右外以候胃，内以候脾，两关部也。上附上，右外以候肺，内以候胸中，左外以候心，内以候膻中，两寸部也。前以候前，后以候后。上竟上者，胸喉中事也。下竟下者，少腹腰股膝胫足中事也。谨调尺寸，而表里上下，于此得矣。

盖肺主藏气，而朝百脉，十二经之气，皆受之于肺。平旦寅初，肺气流布，起于寸口，运行十二经中，周而复始。一日一夜，五十度毕，次日平旦寅初，复会于寸口。寸口者，脉之大会此曰寸口，乃寸尺三部之总名，非但鱼际已也。故十二经之盛衰，悉见于此。《灵枢·经脉》：经脉者，常不可见也，其虚实也，以气口知之。此气口所以独为五脏主也气口即寸口。手之三阳，自手走头，大小肠腑虽至浊，而经行头上，则为至清，故与心肺同候于两寸。越人十难，实为定法。近人乃欲候大小肠于两尺，乖谬极矣！。

【释义】寸口位于手桡骨茎突内侧桡动脉搏动处，又名气口或脉口，为手太阴肺经的动脉部位，肺主气朝百脉，所有经脉的气都汇聚到肺经，显于寸口，故而寸口为脉之大会。寸口脉分为寸、关、尺三部分，其中寸在关之前，尺在关之后。寸口是判断脏腑状况的关键点，可以全面反映人体五脏六腑、十二经脉的盛衰，左寸对应心脏和小肠；右寸对应肺脏和大肠；左关对应肝脏和胆；右关对应脾胃；左尺对应肾脏和膀胱，右尺对应肾脏与三焦。从脉象的分布看，上部反映胸部和喉咙的情况，下部反映下腹部、腰部、腿部等部位的情况。手三阳经从手部走向头部，大肠、小肠虽为浊腑，但其经脉行于头部，则为清阳之气，故与心肺同在两寸脉诊察。《难经》中的十难是诊脉的法度，有人试图在两尺脉诊察大小肠，这是极为错误的。

寸口脉法是中医脉诊的基础之一，通过观察寸口处的脉象变化，医生可以判断出人体内部脏腑的功能状态，进而进行相应的治疗。

寸口人迎脉法

气口者，手太阴经之动脉，在鱼际之下。人迎者，足阳明经之动脉，在结喉之旁。太阴行气于三阴，故寸口可以候五脏；阳明行气于三阳，故人迎可以候六腑。以太阴为五脏之首，阳明为六腑之长也。

脏阴盛则人迎小而寸口大，虚则人迎大而寸口小；腑阳衰则寸口大而人迎小，旺则寸口小而人迎大。

《灵枢·禁服》：寸口主中，人迎主外。春夏人迎微大，秋冬寸口微大，如是者，命曰平人。人迎大一倍于寸口，病在足少阳，一倍而躁，在手少阳。人迎二倍，病在足太阳，二倍而躁，在手太阳。人迎三倍，病在足阳明，三倍而躁，在手阳明。盛则为热，虚则为寒，紧则痛痹，代则乍甚乍间。人迎四倍，且大且数，名曰溢阳，溢阳为外格，死不治。寸口大一倍于人迎，病在足厥阴，一倍而躁，在手厥阴。寸口二倍，病在足少阴，二倍而躁，在手少阴。寸口三倍，病在足太阴，三倍而躁，在手太阴。盛则胀满、寒中、食不化，虚则热中、出糜、少气、溺色变，紧则痛痹，代则乍痛乍止。寸口四倍，且大且数，名曰溢阴，溢阴为内关，死不治。

《灵枢·经脉》：人迎与脉口即寸口也俱盛四倍以上，命曰关格，关格者，与之短期。

《灵枢·五色》：人迎盛坚者，伤于寒。气口盛坚者，伤于食。以气口主里，伤食则阴郁于内，故气口盛坚；人迎主表，伤寒则阳郁于外，故人迎盛坚。

此诊寸口人迎之法也寸口人迎之脉，载在经文，后世乃有左为人迎、右为气口之说，无稽妄谈，不足辨也。

【释义】寸口人迎脉法是通过观察手腕桡骨动脉的寸口和颈部动脉的人迎脉象来诊断身体状况的方法。人迎位于足阳明胃经，在颈部两侧的颈动脉处。由于手太阴肺经行气于三阴经，因此可以通过观察寸口脉象来判断五脏的状态。足阳明胃经行气于三阳经，因此可以通过观察人迎脉象来判断六腑的状态。当脏阴气旺盛时，人迎脉相对较小，而寸口脉较大；反之，如果脏阴气虚弱时，则人迎脉较大，而寸口脉较小。当腑阳气衰弱时，寸口脉较大，而人迎脉较小；反之，如果腑阳气旺盛，则寸口脉较小，而人迎脉较大。

春夏季节人迎脉稍大于寸口脉，秋冬季节寸口脉稍大于人迎脉，这样的脉象属于健康状态。人迎脉大于寸口脉的不同倍数，可以反映不同的疾病状态，通常与阳经病证有关。同样，寸口脉大于人迎脉的不同倍数，也可以反映不同的疾病状态，通常与阴经病证有关。如果寸口和人迎脉都异常增大4倍以上，被称为“关格”，预示着严重的疾病状态。这里的“一倍”“二倍”等倍数关系是古代医家根据长期临床观察总结出来的一种经验性描述方式，它反映了寸口、人迎之间的变化关系及其对特定脏腑经络的影响。

《灵枢·五色》指出，人迎脉盛大而坚实，是外感寒邪的表现；气口脉盛大而坚实，是饮食不节、内伤食积的表现。气口脉主内伤，饮食不节导致阴气郁滞于内，故气口脉盛大而坚实；人迎脉主外感，外感寒邪导致阳气郁滞于外，故人迎脉盛大而坚实。

寸口人迎脉法是一种重要的中医诊断方法，通过对寸口和人迎脉象的观察，可以了解五脏六腑的功能状态，并据此判断疾病的性质和位置。

三部九候脉法

十二经皆有动脉，上部之动脉在头，中部之动脉在手，下部之动脉在足，是为三部。一部三候，是为九候。《素问·三部九候论》：人有三部，部有三候。三候者，有天、有地、有人也。上部天，两额之动脉，足少阳之颔厌也。上部地，两颊之动脉，足阳明之地仓、大迎也。上部人，耳前之动脉，手少阳之和髎也。中部天，手太阴之太渊、经渠也。中部地，手阳明之合谷也。中部人，手少阴之神门也。下部天，足厥阴之五里也。下部地，足少阴之太溪也。下部人，足太阴之箕门也。

下部之天以候肝，地以候肾，人以候脾胃之气。中部之天以候肺，地以候胸中之气，人以候心。上部之天以候头角之气，地以候口齿之气，人以候耳目之气也。下部之天，女子则取太冲。下部之人，胃气则候于阳明之冲阳，仲景谓之趺阳。此三部九候之法也《难经》：三部者，寸关尺也，九候者，浮中沉也。与《素问》不同，此一部中之三部九候也，另是一法。

【释义】三部九候脉法是中医诊断学中一种古老的脉诊方法，源自《黄帝内经》中的《素问·三部九候论》。这种方法将人体分为上、中、下三个部分，每个部分又分为三个不同的区域，对应天、地、人，共构成九个观察点，以此来判断全身的健康状况。《难经》中提到的“三部九候”是指寸、关、尺三部脉的位置，每部脉又分为浮、中、沉三层，这与《素问》中的三部九候有所不同，代表了一种不同的脉诊方法。

脏腑脉象

五脏为阴，六腑为阳，阴阳既殊，脉象攸分。肝脉弦，心脉洪，脾脉缓，肺脉涩，肾脉沉。其甚者为脏，其微者为腑。

《难经》：心脉急甚者，肝邪干心也，微急者，胆邪干小肠也。心脉大甚者，心邪自干心也，微大者，小肠邪自干小肠也。心脉缓甚者，脾邪干心也，微缓者，胃邪干小肠也。心脉涩甚者，肺邪干心也，微涩者，大肠邪干小肠也。心脉沉甚者，肾邪干心也，微沉者，膀胱邪干小肠也。其他脏腑，依此类推。甚者沉而得之，微者浮而得之。

大抵腑脉浮数，脏脉沉迟。仲景脉法[1]：浮为在表，沉为在里，数为在腑，迟为在脏是也。盖阳外阴内，一定之理。腑气内交，脏气外济，则阴阳平而脉息调。腑病则气不内交，是以但浮而不沉；脏病则气不外济，是以但沉而不浮也观越人十难一脉十变之义，大肠、小肠俱候于心脉，可知欲候大小肠于两尺之误。

【释义】在中医诊断学中通过观察脉搏的不同特征来判断体内脏腑的健康状况。五脏为阴，六腑为阳，肝脉弦（欲升而沉之象）、心脉洪（升之极之象）、脾脉缓（柔和之象）、肺脉涩（欲降而浮之象）、肾脉沉（降之极之象），此为五脏脉象总括，弦、洪、缓、涩、沉之象表现明显的即为五脏之象，表现不明显的即为六腑之象，五脏六腑互为表里，脏阴而腑阳，六腑相对五脏而言，其脉气表现得更加柔缓、浮显一些。

《难经》指出脏腑之间的脉象特点，表现为脏与脏、腑与腑之间的联系。以心脉为例，心脉明显急促，是肝邪侵犯心的表现；心脉轻微急促，是胆邪侵犯小肠的表现。心脉明显洪大，是心邪自犯的表现；心脉轻微洪大，是小肠邪自犯的表现。心脉明显缓滞，是脾邪侵犯心的表现；心脉轻微缓滞，是胃邪侵犯小肠的表现。心脉明显涩滞，是肺邪侵犯心的表现；心脉轻微涩滞，是大肠邪侵犯小肠的表现。心脉明显沉滞，是肾邪侵犯心的表现；心脉轻微沉滞，是膀胱邪侵犯小肠的表现。其他脏腑的脉象变化可参照此类推。脉象明显者多为沉取，脉象轻微

[1] 仲景脉法：指《伤寒论·辨脉篇》。

者多为浮取。腑气内交、脏气外济代表了阴阳之间的平衡，当阴阳失衡时会出现相应的脉象变化。正常情况下，六腑脉多表现为浮而数，因为腑属于阳，位于体表；五脏脉多表现为沉而迟，因为脏属于阴，位于体内。这与张仲景提出的“浮为在表，沉为在里，数为在腑，迟为在脏”相吻合。

四时脉体

天地之气，生长于春夏，收藏于秋冬。人与天地同气也，阳气生长，则脉浮升，阴气收藏，则脉沉降。是以春之脉升，夏之脉浮，秋之脉降，冬之脉沉。

《素问·脉要精微论》：天地之变，阴阳之应。彼春之暖，为夏之暑，彼秋之忿，为冬之怒。四变之动，脉与之上下，以春应中规，夏应中矩，秋应中衡，冬应中权。是故冬至四十五日，阳气微上，阴气微下。夏至四十五日，阴气微上，阳气微下。阴阳有时，与脉为期。春日浮，如鱼之游在波。夏日在肤，泛泛乎万物有余。秋日下肤，蛰虫将去。冬日在骨，蛰虫周密，君子居室。升降浮沉，随时变更。寸脉本浮，而一交秋冬，则见沉意。尺脉本沉，而一交春夏，则见浮机。此气化一定，毫发不爽也。

仲景脉法：春弦、秋浮、冬沉、夏洪。弦者，浮升之象。洪者，浮之极也。浮者，金气方收，微有降意，而未能遽沉。大约春脉沉而微浮，夏则全浮，秋脉浮而微沉，冬则全沉。仲景脉法，原与经义相同耳。

【释义】四时脉是脉诊学中的一个重要概念，基于人与自然界的四时协调关系，人体的生理状态会随着季节的变化而有所改变，脉象也会随季节变化而表现出不同的特征。春季阳气开始生发，脉象呈现为“升”，即脉搏有向上浮的趋势，此时脉象通常表现为弦脉，反映春季生机勃勃的特点。夏季阳气旺盛，脉象呈现为“浮”，即脉搏轻触即可触及，表明体内气血充盈，阳气外散，此时脉象表现为洪脉，反映夏季炎热、阳气旺盛的特点。秋季阳气开始收敛，阴气渐增，脉象呈现为“降”，即脉搏逐渐由浮向沉过渡，表明体内阳气开始内敛，反映秋季收获、阳气内敛的特点。冬季阴气最盛，脉象呈现为“沉”，即脉搏较深沉，需要用力按压才能感觉出来，表明体内阳气内藏，反映冬季寒冷、阳气深藏的特点。四时脉的概念体现了中医理论中人与自然和谐统一的思想，通过观察脉象的变化来判断人体健康状况是否与季节相适应。

真脏脉义

土者，四维之中气也。脾以阴土而含阳气，故脾阳左升则化肝木；胃以阳土而胎[1]阴气，故胃阴右降则化肺金。金降于北，凉气化寒，是谓肾水；木升于南，温气化热，是谓心火。肺肝心肾，四象攸分，实则脾胃之左右升降而变化者也。

脾胃者，四脏之母，母气亏败，四子失养，脉见真脏，则人死焉。故四脏之脉，必以胃气为本。肝脉弦，心脉钩，肺脉毛，肾脉石，脾胃脉缓。其弦钩毛石而缓者，是四脏之有胃气也。其弦钩毛石而不缓者，是谓真脏脉。真脏脉见，胃气败竭，必死不救也。《玉机真脏论》：脾脉者，土也，孤脏以灌四旁者也。《平人气象论》：平人之常气禀于胃，胃者，平人之常气也，人无胃气曰逆，逆者死。人以水谷为本，故人绝水谷则死，脉无胃气亦死。所谓无胃气者，但得真脏脉，不得胃气也。

所谓真脏脉者，真肝脉至，中外急，如循刀刃责责然，如按琴瑟弦，色青白不泽，毛折，乃死。真心脉至，坚而搏，如循薏苡子累累然，色赤黑不泽，毛折，乃死。真脾脉至，弱而乍数乍疏，色黄青不泽，毛折，乃死。真肺脉至，大而虚，如以毛羽中人肤，色白赤不泽，毛折，乃死。真肾脉至，搏而绝，如指弹石辟辟然，色黑黄不泽，毛折，乃死。诸真脏脉见者，皆死不治也。

五脏者，皆禀气于胃，胃者，五脏之本也。脏气者，不能自至于手太阴，必因于胃气，乃至于手太阴也[2]。故五脏各以其时，自胃而至于手太阴。邪气胜者，精气衰也，病甚者，胃气不能与之俱至于手太阴，故真脏之气独见，独见者，病胜脏也，故曰死。

盖土位乎中，一身之元气也。土生于火而火死于水，故仲景垂训，以少阴负趺阳[3]为顺。少阴水胜，则火灭而土败也。自医法失传，后世庸愚，乃滋阴泻阳，补水灭火，以败胃气。以此毒天下，而民从之，良可哀也。

---

[1] 胎：同“含”。

[2] 脏气者，不能自至于手太阴，必因于胃气，乃至于手太阴也：五脏皆依赖胃气滋养，因此胃是五脏的根本，五脏之气依赖胃气的推动才能到达手太阴肺经。

[3] 少阴负趺阳：少阴肾水不足，趺阳胃土旺盛。少阴肾水与趺阳胃土的平衡关系是维持水液代谢的关键。“少阴”指的是足少阴肾经，代表水；“趺阳”通常指足背动脉的脉象，反映了脾胃的功能状态。“土”是由“火”（心火）所生的，即心脏的功能支持并促进了脾胃的运化功能。然而，“火”又会被“水”（肾水）克制，如果水太过旺盛，则会抑制火的作用，从而影响到土的功能。

【释义】真脏脉是一种通过观察脉象来判断脏腑功能状态的方法。脾为阴土含阳气，胃为阳土含阴气，肺、肝、心、肾四脏分别对应金、木、火、水，脾主升清，胃主降浊，其他四脏的功能变化源于脾胃的升降运动。正常人的脉象中应该包含胃气。肝脉弦、心脉钩、肺脉毛、肾脉石，但如果这些脉象中带有缓脉特征，则表示含有胃气；如果不带缓脉特征，则称为真脏脉，提示脏腑功能严重受损。五脏的功能依赖于胃气的支持，如果胃气衰败则脏腑无法得到充分滋养，从而出现真脏脉。真肝脉脉象紧张如刀刃，颜色青白无光泽；真心脉脉象坚实如薏苡子，颜色红黑无光泽；真脾脉脉象虚弱且忽快忽慢，颜色黄青无光泽；真肺脉脉象大而虚浮，颜色白红无光泽；真肾脉脉象硬而断续，颜色黑黄无光泽。土位于五行中心，是身体元气的来源。土生自火，但火在水中消亡，因此肾水过盛，会抑制心火，进而影响脾胃的功能。

浮沉大小

五脏之脉，心肺俱浮，肾肝俱沉，脾胃居沉浮之间。阳浮而阴沉，其性然也。

然阳主降而阴主升，阳体虽浮而内含降意，则浮中带沉；阴体虽沉而内含升意，则沉中带浮。沉而微浮，则阴不下走；浮而微沉，则阳不上飞。若使寸脉但浮而不沉，则阳气上逆而不交于阴，尺脉但沉而不浮，则阴气下陷而不交于阳，水火分离，下寒上热，诸病生矣。

升降阴阳之权，全在乎中，中者，土也。己土升，则乙木上达而化清阳；戊土降，则辛金下行而化浊阴。阴阳交济，是以寸不但浮而尺不但沉。

土之所以升降失职者，木刑之也。木生于水而长于土，土气冲和，则肝随脾升，胆随胃降，木荣而不郁。土弱而不能达木，则木气郁塞，肝病下陷而胆病上逆。木邪横侵，土被其贼[1]，脾不能升而胃不能降，于是两关之脉大。左关之大者，肝脾之郁而不升也；右关之大者，胆胃之郁而不降也。胆木化气于相火，胆木右降，则相火下蛰而不上炎，胆木逆升，相火上炎而刑金，肺金被克，清气郁蒸，而生上热，于是右寸之脉亦大。肝木主升，肝木不升，生意抑遏而生下热，于是左尺之脉亦大。右寸之大者，肺金之上逆也。左尺之大者，肝木之下陷也。

胃主降浊，胃逆则浊气上填，仓廪不纳，恶心呕吐之病生焉。脾主升清，脾陷则清气下郁，水谷不消，胀满泄利之病生焉。肺藏气而性降，肝藏血而性升，

---

[1] 贼：克也。

金逆则气不清降而上郁，木陷则血不温升而下脱。肺主收敛，肝主疏泄，血升而不至于流溢者，赖肺气之收敛也；气降而不至于固结者，赖肝血之疏泄也。木陷则血脱于下，而肺金失敛则血上溢；金逆则气郁于上，而肝木不升则气下结。推之，凡惊悸、吐衄、盗汗、遗精之病，皆金气不能降敛。淋癃、泄利、嗳腐、吞酸之病，皆木气不能生发。

金逆而莫收敛，则君火失根而左寸亦大；木陷而行疏泄，则相火下拔而右尺亦大。

大者，有余之象也，于其有余之中，得其不足之意，则脉之妙解，而医之至数[1]也。经所谓大则病进者，别有玄机，非后世医书阳盛阴虚之说也。

【释义】脏腑脉象的基本特点为心肺脉象偏浮，肾肝脉象偏沉，脾胃脉象介于两者之间。阳脉通常表现为浮，阴脉表现为沉。心肺为阳脏居于上焦，故为浮脉，阳气主降，因此浮脉中带有沉降的倾向；肝肾为阴脏居于下焦，故为沉脉，阴气主升，因此沉脉中略带升浮特性。若脉象完全浮或完全沉，则可能出现阴阳失交的情况，导致水火分离、上热下寒等病证。

脾胃位于中央，负责调节阴阳的升降。己土（脾）上升能促进肝气上升，转化为清阳；戊土（胃）下降能促使肺气下降，转化为浊阴。脾胃功能正常时能够帮助阴阳互相交济，保持脉象的均衡。

而脾胃升降功能失常多因为肝木克伐脾土，而肝木依赖肾水滋养与脾土培植。脾胃功能调和时肝气随脾气上升，胆气随胃气下降。脾胃虚弱时不能滋养肝木，肝气郁滞，肝气下陷，胆气上逆。肝木偏盛则邪气横逆，脾土被肝木克伐，脾气不升，胃气不降，表现为左右关脉盛大。左关脉盛大属于肝脾郁滞，气机不升。右关脉盛大属于胆胃郁滞，气机不降。胆木化生相火，胆气下降，相火闭藏于下焦。胆气上逆，相火上炎，克伐肺金，肺气郁滞化热，则右寸脉盛大。肝气不升，生机被抑制，下焦热盛，则左尺脉盛大。右寸脉盛大为肺气上逆，左尺脉盛大为肝气下陷。胃主降浊，胃气上逆则胃不纳食，出现恶心呕吐。脾主升清，脾气下陷而瘀滞，水谷不化，变生腹胀泄泻。肺主气，性主降；肝主血，性主升。肺气上逆则气郁于上，肝气下陷则血脱于下。肺主收敛，肝主疏泄。血升而不流溢，依赖肺气收敛；气降而不固结，依赖肝气疏泄。肝气下陷则血脱于下，肺气失敛则血上溢；肺气上逆则气郁于上，肝气不升则气下结。推而广之，惊悸、吐血衄血、盗汗、遗精等病，皆因肺气不能降敛；癃闭、泄泻、嗳气腐臭、吞酸等病，皆因肝气不能升发。肺气上逆不能收敛，则心火失根，左寸脉盛大；肝气下陷而行疏泄，则相火下陷，右尺脉盛大。脉大是有余的表现，但在有余中

[1] 数：理也。

看到不足，是脉象的微妙，也是医学的精髓。医经所谓“大则病进”，另有深意，不同于后世医书的阳盛阴虚理论。

二十四脉

浮沉

浮沉者，阴阳之性也。《难经》：呼出心与肺，吸入肾与肝，呼吸之间，脾受谷味也，其脉在中。阳性浮而阴性沉，呼出为阳，心肺之气也；吸入为阴，肾肝之气也。

心肺之脉俱浮，浮而散大者，心也，浮而短涩者，肺也。肾肝之脉俱沉，沉而濡实者，肾也，沉而牢长者，肝也。脾居阴阳之中，其气在呼吸之交，其脉在浮沉之半，其位曰关。关者，阴阳之关门，阴自此升而为寸，阳自此降而为尺，阖辟[1]之权，于是在焉，故曰关也。

阳盛则寸浮，阴盛则尺沉，阴盛于里，阳盛于表。仲景脉法：浮为在表，沉为在里，一定之法也。然浮沉可以观表里，不可以定阴阳。三难：关以前者，阳之动也，脉当见九分而浮，过者法曰太过，减者法曰不及。遂上鱼[2]为溢，此阴乘之脉也。关以后者，阴之动也，脉当见一寸而沉，过者法曰太过，减者法曰不及。遂入尺为覆，此阳乘之脉也。阳乘阴位，则清气不升，故下覆于尺；阴乘阳位，则浊气不降，故上溢于鱼。溢者，浮之太过而曰阴乘；覆者，沉之太过而曰阳乘。是则浮不可以为阳，而沉不可以为阴，浮沉之中，有虚实焉。浮之损小，沉之实大，是阳虚于表而实于里也；沉之损小，浮之实大，是阳虚于里而实于表也。浮大昼加，沉细夜加，浮大昼死，沉细夜死。诊者当于浮沉之中参以虚实也。

【释义】本文围绕脉象的阴阳表里辨证展开，核心在于阐明浮沉脉象需结合虚实才能准确判断病机，体现了中医脉法“定位而不定性”的特点。

《伤寒论》以浮沉分表里：浮为在表，沉为在里。寸部（关前）对应上焦（心肺），脉当浮；尺部（关后）对应下焦（肝肾），脉当沉。但浮沉仅能定位病位深浅，不可直接定阴阳属性。如《难经·三难》所述，关前脉应“九分而浮”，

---

[1] 阖辟：闭合与开启。

[2] 鱼：鱼际。

过浮则为“阴乘阳位”（浊阴不降，上溢鱼际）；关后脉应“一寸而沉”，过沉则为“阳乘阴位”（清阳不升，下覆尺部）。此即“溢脉”与“覆脉”，提示阴阳逆乱之重症。浮沉需结合脉力判断虚实：浮而无力（损小）为表虚，沉而有力（实大）为里实（阳虚于表而实于里）；沉而无力（损小）为里虚，浮而有力（实大）为表实（阳虚于里而实于表）。此即“浮沉之中有虚实”，强调脉象需形气合参。

脉象随昼夜阴阳消长变化：浮大昼加（阳旺时脉象更显）提示正气尚能抗邪，但若至昼则脉浮大加剧，为阴盛格阳之危象；沉细夜加（阴盛时脉象更显）提示阳气虚衰，若至夜则脉沉细加剧，为阳脱阴竭之死证。

此即“浮大昼死，沉细夜死”的预后判断依据。诊脉需“参以虚实”，结合部位（浮沉）、力度（虚实）、时间（昼夜）综合分析。如慢性肾病见尺部沉细（阴位）而按之无力，为肾阳衰微；外感发热见寸部浮数（阳位）而按之无力，为表虚邪侵。此理论对心衰、休克等危重症的脉象辨识具有指导价值。

迟数

迟数者，阴阳之气也。九难：数者，腑也，迟者，脏也。数则为热，迟则为寒。经脉之动，应乎漏刻[1]，一呼再动，一吸再动，呼吸定息，而脉五动，气之常也，过则为数，减则为迟。脏阴而腑阳，数则阳盛而为腑，迟则阴盛而为脏，阳盛则热，阴盛则寒。数之极，则为至，迟之极，则为损。一定之法也。

然迟不尽寒，而数不尽热。脉法：趺阳脉迟而缓，胃气如经也。寸口脉缓而迟，缓则阳气长，迟则阴气盛，阴阳相抱，营卫俱行，刚柔相得，名曰强也。是迟缓者，趺阳寸口之常脉，未可以为寒也。曰：病人脉数，数为热，当消谷引食，而反吐者，以发其汗，令阳气微，膈气虚，脉乃数也。数为客热，不能消谷，胃中虚冷故也。是数者，阳明之阳虚，未可以为热也。

凡脉或迟或数，乖戾失度则死。十四难：一呼再至曰平，三至曰离经，四至曰夺精，五至曰死，六至曰命绝，此至之脉也。一呼一至曰离经，二呼一至曰夺精，三呼一至曰死，四呼一至曰命绝，此损之脉也。人之将死，脉迟者少，脉数者多。阳气绝根，浮空欲脱，故脉见疾数。大概一息七八至以上，便不可救。虚劳之家，最忌此脉。若数加常人一倍，一息十至以上，则死期迫矣。

【释义】迟数是通过观察脉搏频率来判断身体阴阳平衡状态的一种方法。正常的脉率是一呼一吸之间脉搏跳动五次，超过正常脉率称为数脉，低于正常脉率称为迟脉。脏腑功能失调会导致脉象异常，数脉表示阳气过盛，通常与热证相

---

[1] 漏刻：古计时器。

关，但数脉并不总是代表热证。例如阳明经脉数可能是因为阳气虚弱；病人脉数，但出现呕吐等症状可能是阳气微弱，胃中虚冷所致。迟脉表示阴气过盛，通常与寒证相关，但迟脉也不全代表寒证。例如趺阳脉迟而缓可能表示胃气正常；寸口脉缓而迟，表明阳气充足、阴气充沛，是阴阳平衡的健康表现。脉率过快或过慢，超出正常范围，可能预示着严重的健康问题。极端情况下数脉极度增加称为至脉，迟脉极度减少称为损脉。迟脉较少见于濒死状态，而数脉较为常见，数脉每息七八次以上通常是危急情况，难以救治。虚劳患者特别需要注意数脉，如果数脉速度加快至每息十次以上，则预示生命即将终结。迟脉和数脉的变化不仅与寒热有关，还需要综合考虑其他因素来做出准确的诊断。

滑涩

滑涩者，阴阳之体也。滑则血盛而气虚，涩则血虚而气盛。肝藏血而肺藏气，故肝脉滑而肺脉涩。肺性收敛，肝性生发，收敛则涩，生发则滑。金自上敛，木自下发，是以肺脉浮涩而肝脉沉滑。敛则气聚，发则气散，是以肺脉涩短而肝脉滑长。气，阳也，而含阴；血，阴也，而抱阳，故滑为阳而涩为阴。脉法：大、浮、数、动、滑，此名阳也；沉、涩、弱、弦、微，此名阴也。以金水之性收藏，木火之性生长，收则浮涩而生则沉滑，长则浮滑而藏则沉涩。

滑者，生长之意，涩者，收藏之象，而俱非平气。脉法：脉有弦、紧、浮、滑、沉、涩，名曰残贼。以其气血之偏，涩则气盛而血病，滑则血盛而气伤也。寸应滑而尺应涩，肺脉之涩者，尺之始基；肝脉之滑者，寸之初气。尺应涩而变滑，则精遗而不藏；寸应滑而变涩，则气痞而不通。寸过于滑，则肺金不敛而痰嗽生；尺过于涩，则肝木不升而淋痢作。是以滑涩之脉，均为病气也。

【释义】滑脉与涩脉分别代表了阴阳的不同状态，阳脉包括大脉、浮脉、数脉、动脉、滑脉；阴脉包括沉脉、涩脉、弱脉、弦脉、微脉。气为阳、含有阴，血为阴、含有阳，因此滑脉属于阳脉，涩脉属于阴脉。金水属性倾向于收敛，脉象表现为浮涩；木火属性倾向于生长，脉象表现为沉滑。滑脉表示血盛而气虚，代表生长之意；涩脉表示血虚而气盛，代表收敛之象。寸脉主要反映心肺的功能，寸脉滑利表示气血流畅；尺脉主要反映肾和肝的功能，尺脉涩滞表示精血收敛的状态。肺脉（寸脉）如果出现涩象，意味着可能存在精血不足的问题，首先会在尺脉上有所体现。肝脉如果滑利，则表明初生之气充足，这种状态通常会先在寸脉上显现出来。正常情况下尺脉稍涩，但如果变得滑利，则可能提示肾精不能很好地储藏，可能导致遗精等问题。寸脉本应滑利以示气血通畅，若变得涩滞，则可能提示气机阻滞不通，导致胸闷等症状。如果寸脉过于滑利，说明肺的收敛功能减弱，容易产生痰湿，进而引发咳嗽等病证。尺脉如果过于涩滞，表示肝脏疏泄功能受到影响，肝木之气不能正常上升，可能会导致泌尿系统或消化系统疾病，如淋证或痢疾。过度的滑或涩脉都不是正常的脉象，而是病理状态，因此滑涩脉也被称为“残贼”，意味着气血有所偏颇。

大小

大小者，阴阳之象也。阳盛则脉大，阴盛则脉小，大为阳而小为阴。寸大而尺小者，气之常也。寸过于大则上热，尺过于小则下寒。

然有大不可以为阳盛，而小不可以为阴盛者。脉法：脉弦而大，弦则为减，大则为芤，减则为寒，芤则为虚，寒虚相抟，此名为革，妇人则半产漏下，男子则亡血失精。盖阳衰土湿，水火不交，火炎而金烁，则关寸浮大；水寒而木郁，则关尺浮大。肺金失其收敛，肝木行其疏泄，此亡血失精，半产漏下之原。庸工以为阴虚，投以滋润，土败则命殒，是大不可以为阳盛也。伤寒三日，脉浮数而微，病人身凉和者，此为欲解也。盖邪退而正复则脉微，是小不可以为阴盛也。

凡木火泄露则脉大，金水敛藏则脉小。阳泄则上热而下寒，阳藏则上清而下温。劳伤虚损之脉，最忌浮大，阳根下断，浮大无归，则人死矣。故大则病进，小则病退。小脉未可以扶阳，大脉未可以助阴，当因委而见源，穷其大小所由来也。

【释义】大小脉代表阴阳的状态，脉大通常与阳气旺盛有关，脉小则与阴气旺盛有关。正常情况下，寸脉较尺脉（远心端）大，表示上焦相对温暖，下焦相对寒冷。但是寸脉过大可能意味着上部过热，尺脉过小可能意味着下部过寒。

在特殊情况下，大的脉象不一定都是阳盛，小的脉象也不一定都是阴盛。脉法指出，脉象弦而大，弦表示阳气减少，大表示芤脉（中空），阳气减少表示寒，芤脉表示虚，寒与虚结合称为革脉，女性表现为流产或崩漏，男性表现为失血或遗精。这是由于阳气衰弱，脾土湿盛，心肾不交，心火旺盛，肺金受损，导致关脉和寸脉浮大；肾水寒盛，肝木郁滞，导致关脉和尺脉浮大。肺气失敛，肝气疏泄过度，是失血遗精、流产崩漏的根本原因。庸医误认为阴虚，使用滋阴药物，导致脾土衰败，生命危险。故脉大不可误认为阳盛。伤寒第三日，脉象浮数而微弱，病人身体凉而舒适，表示病情即将缓解。邪气退去，正气恢复，脉象微弱，故脉小不可误认为阴盛。

肝木心火外泄则脉大，肺金肾水内敛则脉小。阳气外泄则上焦热而下焦寒，阳气内藏则上焦清而下焦温。劳伤虚损的脉象最忌讳浮大，阳气根本断绝，脉浮大无根，生命危险。因此，脉大表示病情进展，脉小表示病情缓解。脉小不可单纯扶阳，脉大不可单纯助阴，应通过现象看本质，探究脉象大小的原因。

长短

长短者，阴阳之形也。长为阳而短为阴。阳升于木火，故肝脉沉滑而长，心脉浮滑而长；阴降于金水，故肺脉浮涩而短，肾脉沉涩而短也。人莫不病发于阴进而病愈于阳长，阴进则脉短，阳长则脉长，故长则气治，而短则气病。

然不宜过长，过长则木旺而金衰矣。木者，中气之贼，百病之长。以木性发达，而百病之起，多因于木气之不达，生意盘郁，而克脾胃，是以气愈郁而脉愈长。木郁则协水以贼土，合火而刑金，故但显肝脉之长而不形肺脉之短。金虽克木，而凡人之病，则金能克木者少，而木能侮金者多也。盖木气之所以能达者，水土温而根本暖也。水寒土湿，生意不遂，则木愈郁而气愈盛，所以肝病则脉长也。

【释义】长短脉是用来区分脉象形态的一个重要概念，反映了阴阳属性的不同方面。长脉属于阳性的脉象，通常与肝、心有关，表示正气充足或疾病进展到一定程度。短脉属于阴性的脉象，通常与肺、肾有关，表示正气不足或疾病早期阶段。阳气上升体现在肝脉沉滑而长，心脉浮滑而长；阴气下降体现在肺脉浮涩而短，肾脉沉涩而短。在疾病进程中，疾病往往始于阴气增长，表现为脉短；随着阳气的增长，疾病逐渐好转，表现为脉长。脉象较长表示正气旺盛，疾病趋于好转；脉象较短表示正气不足，疾病可能较为严重。在特殊情况下，脉象不宜过长，过长可能意味着木气过旺，从而影响到肺金的功能。脉象过短也能导致各种疾病，尤其是影响脾胃功能，导致气郁发生。木气能否正常发挥作用取决于水土的温暖程度，水寒土湿会导致木气郁结，进而影响整体健康。

长短脉象反映了人体阴阳平衡的状态，其中长脉表示阳气充足，短脉表示阴气过盛。在诊断中，医生可以通过观察脉象的长短来判断疾病的进展和正气的强弱。需要注意的是，脉象过长可能提示木气过旺，需要特别关注对其他脏腑的影响。

缓紧

缓紧者，阴阳之情也。缓为阳而紧为阴。

缓者，戊土之气也。脉法：趺阳脉迟而缓，胃气如经也。曰：卫气和，名曰缓，营气和，名曰迟。曰：寸口脉缓而迟，缓则阳气长，迟则阴气盛。以土居四象之中，具木火之气而不至于温热，含金水之体而不至于寒凉，雍容和畅，是以缓也。缓则热生。脉法：缓则胃气实，实则谷消而水化也。《灵枢·五癃津液》：中热则胃中消谷，肠胃充廓，故胃缓也。然则伤寒阳明之脉，必实大而兼缓也。

紧者，寒水之气也。脉法：假令亡汗若吐，以肺里寒，故令脉紧也。假令咳者，坐饮冷水，故令脉紧也。假令下利，以胃中虚冷，故令脉紧也。此内寒之紧也。曰：寸口脉浮而紧，浮则为风，紧则为寒，风则伤卫，寒则伤营。此外寒之紧也。以水为冬气，冬时寒盛，冰坚地坼，是以紧也。紧则痛生。曰：营卫俱病，骨节烦痛，当发其汗，是外寒之痛也。曰：趺阳脉紧而浮，浮为风，紧为寒，浮为肠满，紧为腹痛，浮紧相抟，腹鸣而转，转即气动，膈气乃下，是内寒之痛也。然则伤寒少阴之脉，必微细而兼紧也。

盖阳盛则缓，阴盛则紧，缓则生热，紧则生寒。寒愈盛，则愈紧，热愈盛，则愈缓。以阳性发泄而阴性闭藏，发而不藏，所以缓也，藏而不发，所以紧也。

【释义】缓紧脉是通过观察脉搏的质感来判断身体阴阳状态的方法。

缓脉代表着阳气的状态，通常与温暖、舒缓的感觉相关联，主要反映戊土（胃）的功能状态。它体现了木火之气的存在但不至于过热，以及金水之体的存在但不至于过寒，表现出一种平和状态。脉法：趺阳脉迟而缓表明胃气正常；卫气和顺则脉象表现为缓，营气和顺则表现为迟；寸口脉缓而迟意味着阳气旺盛，阴气充实。缓脉通常伴随体内热量的增加，表明消化功能良好，食物能够被有效消化和吸收。在伤寒病证中，若出现阳明经病变，则脉象会表现为实大且兼有缓象，提示病情较为严重。

紧脉象征着体内阴寒之气的轻重。紧脉主要反映寒水（肾）的功能状态，特别是在寒冷环境或体内寒邪的影响下，表现出收缩、紧张的状态。紧脉可以由多种原因引起，如失汗或呕吐导致肺部受寒、饮冷水引发咳嗽、胃肠虚冷引起腹泻等。此外，外感风寒也会使脉象呈现浮紧状态。紧脉通常伴随体内寒邪的侵袭，提示身体处于寒冷状态，容易引发疼痛症状。如趺阳脉紧而浮，提示肠胃胀满、腹痛等症状，反映出内部寒邪的影响。如寸口脉浮而紧，提示风寒同时侵袭卫气和营气，导致骨节疼痛等症状。在伤寒病证中，若出现少阴经病变，则脉象会表现为微细且兼有紧象，提示脏腑之气寒凝留滞，病情较重，需注意调治。

石芤

石芤者，阴阳之虚也。阳气不降，则肾脉石，阴气不升，则心脉芤。石则外虚而内实，芤则外实而内虚。

石者，气虚而不蛰也。阳体虚而阴体实，水中无气，凝冱[1]而沉结，所以石也。平人气象论：平人之常气禀于胃，胃者，平人之常气也。人无胃气曰逆，逆者死。冬胃微石曰平，石多胃少曰肾病，但石无胃曰死。平肾脉来，喘喘累累如钩，按之而坚，曰肾平，冬以胃气为本。病肾脉来，如引葛，按之益坚，曰肾病。死肾脉来，发如夺索，辟辟如弹石，曰肾死。盖坎中之阳，生气之原也，阳根下断，阴魄徒存，坚实结硬，生气全无，是以死也。《老子》：柔弱者，生之徒，坚强者，死之徒，此之谓也。

芤者，血虚而不守也。阴体实而阳体虚，火中无血，消减而浮空，所以芤也。脉法：趺阳脉浮而芤，浮者卫气虚，芤者营气伤。曰：脉弦而大，弦则为减，大则为芤，减则为寒，芤则为虚，寒虚相抟，此名为革芤减相合，则名曰革。后世芤外又有革脉，非是。妇人则半产漏下，男子则亡血失精。曰：脉浮而紧，按之反芤，此为本虚，故当战而汗出也。盖离中之阴，收气之原也，阴根上断，阳魂徒存，虚飘空洞，收气全无，是以病也。

血，阴也，而生于阳，阳升则化火，故温暖和畅而吐阳魂。阳虚血寒，则凝瘀而亡脱，血脱则火泄而寒增，是以失精亡血而脉芤者，不可助阴而泄阳。盖芤则营阴外脱，而血中之温气亦亡也。

【释义】石芤脉象代表阴阳虚损的状态。石脉的特点是外虚而内实，芤脉的特点是外实而内虚。

石脉表示阳气不降，气虚而不能蛰伏的状态，同时表明阳气虚衰而阴气相对充盈，导致肾脉呈现沉结坚硬的特征。《平人气象论》指出，健康人的脉象应该以胃气为基础，如果缺少胃气则预示着逆境或死亡。正常的肾脉应该是按之坚实，如钩状，而病态的肾脉则更加坚硬，死脉则像被弹击的石头一样坚硬，没有和缓的胃气。

芤脉表示阴气不升，代表血虚而不能固守的状态，同时表明阴气实而阳气虚，导致心脉出现浮空的现象。芤脉与血虚有关，阴血生发于阳气，阳虚会导致血寒，进而影响血液的温养功能。芤脉在临床上常见于女性流产或阴道出血、男

[1] 冱（hù）：寒也。

性失血或遗精等。

石芤脉象提示了阴阳失衡的状态，特别是与肾脏和心脏的功能相关。对于出现芤脉的患者，治疗时应注意避免进一步损伤阳气，因为芤脉意味着营阴外脱，同时也失去了血中的温气。

促结

促结者，阴阳之盛也。脉法：脉来缓，时一止复来者，名曰结。脉来数，时一止复来者，名曰促。阳盛则促，阴盛则结，此皆病脉。曰：脉蔼蔼如车盖者，名曰阳结也。脉累累如循长竿者，名曰阴结也。阴阳之性，实则虚而虚则实。实而虚者，清空而无障碍，所以不结；虚而实者，壅满而生阻隔，所以脉结。阳结则蔼蔼郁动，如车盖之升沉；阴结则累累不平，如长竿之劲节。以阳性轻清而阴性重浊，故促结之象异焉。

惊悸之家，脉多促结，以其阴阳之不济也。阳旺于木火，阴盛于金水。阳虚而生惊者，木火下虚，阴气凝涩而不化，是以结也；阴虚而生悸者，金水上虚，阳气郁迫而不通，是以促也。

脉法：其脉浮而数，不能食，身体重，大便反硬，名曰阴结，此脏腑之结也。盖孤阳独阴，燥湿偏盛，寒热不调，其气必结。脏腑经络，本为一气，脏气结则脉气必结，脉气结则脏气必结。

若夫代止之脉，并无郁阻而中断，是营卫之败竭，非促结之谓也。

【释义】促结脉象即脉搏出现间歇的情况。结脉脉搏缓慢，偶尔会有一段时间停止然后恢复正常。促脉脉搏快速，偶尔也会有一段时间停止然后恢复正常。阳盛导致促脉，阴盛导致结脉。

阳结脉象特征为脉象丰满且波动不定，如同车盖上下起伏。阴结脉象特征为脉象连续而坚硬，如同沿着一根长竿触摸。实证时脉象通常不会出现结象，因为气血畅通无阻。虚证时脉象可能出现结象，因为气血运行受阻。

有惊悸症状的人往往会出现促脉或结脉，这是因为体内阴阳失衡。阳虚导致惊恐是因为木火虚弱，导致阴气凝滞不化形成结脉；阴虚导致心悸是因为金水虚弱，导致阳气郁结不通形成促脉。

在具体病证中，如果脉象浮而数，伴有食欲不振、身体沉重、大便干硬等症状，则为阴结，属于脏腑层面的结证。这种情况是因为体内阴阳失衡，导致气血运行不畅。

“代止”指的是代脉，是一种在有规律的脉搏跳动过程中出现一次或多次间歇、停顿后继续跳动的脉象。代脉的停顿并不是由于气血运行受阻造成的，与促脉和结脉不同，代脉的间歇并没有明显的郁滞或阻塞现象。代脉通常反映的是营卫功能的衰弱或耗竭，当营卫功能衰退时会导致身体的整体功能下降，表现为虚弱、疲劳等症状。

促结脉象反映了体内阴阳失衡的情况，不同的脉象特征对应着不同的病理状态。在诊断和治疗疾病时需要综合患者的症状和其他体征来判断具体的病因和病机。

弦牢弦者，如弦之直，弦而有力曰牢

弦牢者，阴气之旺也。《素问·玉机真脏论》：春脉如弦。四难：牢而长者，肝也。弦牢者，肝家之脉，非病也。

然弦牢之中，而有濡弱之象，则肝平，但有弦牢，而无濡弱，则肝病矣。平人气象论：平肝脉来，软弱招招，如揭长竿末梢，曰肝平。长竿末梢者，软弱之义也。盖木生于水而长于土，水土温和，则木气发达而荣畅；水土寒湿，则木气枯槁而弦牢。

木之为义，愈郁则愈盛。弦牢者，木盛而土虚也。弦为里湿，支饮之阻卫阳，则木气抑遏而为弦。脉法：支饮急弦是也。牢为外寒，寒邪之束营阴，则木气郁迫而为牢。脉法：寒则牢坚是也。

弦亦为寒。脉法：脉弦而大，弦则为减，大则为芤，减则为寒，芤则为虚。《金匮》：脉双弦者，寒也；偏弦者，饮也。以水寒不能生木，是以弦也。弦亦为痛。《伤寒》：阳脉涩，阴脉弦，法当腹中急痛者，先用小建中汤。以风木而贼土，是以痛也。

脉以胃气为本，木得胃气则和缓，不得胃气则弦牢。平人气象论：平人之常气禀于胃，人无胃气曰逆，逆者死。春胃微弦曰平，弦多胃少曰肝病，但弦无胃曰死。所谓无胃气者，但得真脏脉，不得胃气也。病肝脉来，如循长竿，曰肝病。死肝脉来，急益劲，如新张弓弦，曰肝死。新张弓弦者，弦牢之象，肝家之真脏脉也。

【释义】弦牢脉是用来描述脉象性质的一对概念，反映了阴阳属性的不同方面，特别是与肝相关的脉象特征。弦脉脉象如弦之直，表示脉搏紧张而有力。牢脉为弦脉中更加有力、坚实的一种脉象。《素问·玉机真脏论》中提到春脉如弦，即肝脉在春季时呈弦状。《素问·平人气象论》中描述平肝脉象为柔软而有招摇的感觉，如同轻轻摇动长竿的末端。如果弦牢脉象中还伴有柔和的迹象，则表示肝气平和。如果只有弦牢脉象而没有柔和的迹象，则表示肝病。

弦脉可能与体内湿气过重有关，湿气阻碍了卫阳的运行，导致木气受到抑制。牢脉可能与外部寒邪侵袭有关，寒邪束缚了营阴，导致木气受到压迫。同时，弦脉与寒、痛也有关，水寒不能滋养木气或风木克土，均可导致脉象呈弦状。

脉象以胃气为基础，木气得胃气的支持则脉象和缓，病理状态下肝脉得不到胃气支持则脉象呈弦牢状，则预示着严重的疾病状态。

濡弱濡者，如绵之软，软而无力曰弱

濡弱者，阳气之衰也。平人气象论：平肝脉来，软弱招招，如揭长竿末梢，曰肝平。脉法：肝者，木也，其脉微弦，濡弱而长。肝病自得濡弱者愈。濡弱者，肝家之脉，非病也。

然软弱之中而有弦牢之意，则肝平，但有濡弱而无弦牢，则肝病矣。玉机真脏论：春脉如弦，其气软弱轻虚而滑，端直以长，故曰弦。端直以长者，弦牢之意也。盖木生于水而长于土，木气不达，固赖土气达之，土气不升，亦赖木气升之。冬令蛰藏，水冰地拆，一得春气鼓荡，则闭蛰起而百物生，是木能克土而亦能扶土。以乙木之生意，即己土之阳左旋而上发者也。生意濡弱，则土木之气不能升达，而肝脾俱病。

气化于戊土而藏于肺，血化于己土而藏于肝。《灵枢·决气》：脾藏营，肝藏血，肝脾者，营血之原也。濡弱则营血虚衰。脉法：诸濡亡血，诸弱发热，血亡则热发也。伤寒脉濡而弱，不可汗下，以其血虚而阳败也。

弦牢者，木气之太过，濡弱者，木气之不及。太过则侮人，不及则人侮，均能为病也。

【释义】濡脉脉象柔软无力，如同棉絮般柔和。弱脉脉象同样柔软无力，但更加明显。濡弱脉象反映了阳气衰弱的状态。正常状态下肝脉来时，软弱招招，如揭长竿末梢，表示肝脏功能正常；春季正常的脉象应如弦，具有软弱轻虚而滑、端直以长的特点，端直以长体现了弦牢之意，表明木气正常。根据五行相生原理，木是由水生成的，表示肝（木）依赖肾（水）的支持才能正常运作。同时，木需要依靠脾（土）的功能来生长和发展，脾主运化，负责将食物转化为精微物质供给肝脏。如果肝气运行不畅，可以通过健脾（土）来促进肝气的疏通。脾主运化，能够帮助肝脏更好地发挥其功能。如果脾气（土）不能上升，也可以通过疏肝（木）来提升脾气。肝主疏泄，有助于脾胃功能的正常运作。冬季是封藏的季节，万物处于休眠状态，如同水冻结、土地开裂。一旦春天来临，风木之气开始活动，便能唤醒蛰伏的生命，促使万物复苏。这形象地说明了木气（春气）对生命复苏的重要性。

根据五行相克原理，木可以克制土，即肝气过盛可能会影响脾胃功能，导致消化不良等问题。然而，木也能帮助土，当肝气顺畅时，有助于脾胃功能的正常运作，促进消化吸收。乙木（肝）的升发之气实际上也是己土（脾）阳气向左旋转并向上散发的结果，两者之间存在着一种协同作用。如果肝气（乙木）的升发之气虚弱，那么不仅肝气无法顺畅运行，也会影响到脾气（己土）的上升，导致肝脾两脏的功能失调，出现一系列健康问题。

无论是木气太过还是不足，都可能导致疾病。病理情况下，弦牢脉表示木气太过，濡弱脉表示木气不足，木气太过会伤害其他脏腑，木气不足则容易受到其他脏腑的影响。肝脾是营血之源，濡弱脉象反映了营血虚衰的情况。脉象濡弱时，可能会出现亡血或发热的症状，这与血虚和阳气衰败有关。

散伏

散伏者，阴阳之阖辟[1]也。气辟而不阖，则脉散，气阖而不辟，则脉伏。

散者，气泄而不藏也。阴性聚而阳性散，阳降于尺而化浊阴，则脉沉聚；阴升于寸而化清阳，则脉浮散。而聚散之权，则在于关。关者，阴阳之关锁。其散而不至于飞扬者，有关以阖之，故散而能聚。散而不聚，则心病矣。脉法：伤寒咳逆上气，其脉散者死，谓其形损故也。脉散者，病家之大忌。散脉一形[2]，则气血之亡脱在近，精神之飞走不远。散见于寸，犹可挽也，散见于尺，无可医矣。

伏者，气郁而不发也。阳性起而阴性伏，阴升于寸而化清阳，则脉浮起；阳降于尺而化浊阴，则脉沉伏。而起伏之权，则在于关。关者，阴阳之关锁。其伏而不至于闭结者，有关以辟之，故伏而能起。伏而不起，则肾病矣。凡积聚癥瘕、停痰宿水之疾，脉必伏结。十八难：伏者，脉行筋下也，浮者，脉在肉上行也，故脉浮结者，外有痼疾，脉伏结者，内有积聚。《金匮》：脉来细而附骨者，乃积也。寸口，积在胸中。微出寸口，积在喉中。关上，积在脐旁。上关上，积在心下。微下关，积在少腹。尺中，积在气冲。脉出左，积在左。脉出右，积在右。脉两出，积在中央。非但积聚如是，凡一经将病，则一气先伏。肝病者木郁，心病者火郁，肾病者水郁，肺病者金郁，脾病者土郁，郁则脉伏。庚桑子[3]：人郁则为病，至理妙言！诊一气之欲伏，则知一经之将病。脉法：伏气之病，以意候之。此之谓也。

【释义】散伏脉与阴阳气血相关，代表阴阳开合的状态。散脉表示气泄而不藏，伏脉表示气郁而不发。

散脉代表气泄而不藏的状态。阳气性散而阴气性聚，阳气下降到尺部转化成

---

[1] 阖辟：闭合与开启。阖，闭合；辟，开启。

[2] 形：显露。

[3] 庚桑子：战国楚人，老庄学派。

浊阴则脉象沉聚，阴气上升到寸部转化成清阳则脉象浮散。散脉提示气血有脱离的趋势，预示病情危重。散脉出现在寸部还有救治的机会，出现在尺部则预示病情严重。

伏脉代表气郁而不发的状态。阳气性起而阴气性伏，阴气上升到寸部转化成清阳则脉象浮起，阳气下降到尺部转化成浊阴则脉象沉伏。伏脉提示体内可能有积聚、癥瘕、停痰宿水等疾病，此外还可能预示脏腑疾病的发展趋势。

散脉和伏脉都与脏腑功能失常有关，尤其是与心、肾功能密切相关。散脉提示气血即将脱离，是病情严重的标志。伏脉提示气郁不发，可能预示体内有积聚或其他慢性疾病的存在。临床中可根据伏脉出现的位置，推测疾病的部位。

动代

动代者，阴阳之起止也。气欲发而不能，则为动，气中歇而不属，则为代。

动者，郁勃而不息也。脉法：阴阳相搏，名曰动。阳动则汗出，阴动则发热。若数脉见于关上，上下无头尾，如豆大，厥厥动摇者，名曰动也。关者，中气之变现，阴阳之枢机，阳自此降而为阴，阴自此升而为阳。阴升于寸，则遂其上浮之性，不至为动；阳降于尺，则遂其下沉之性，不至为动。惟阴欲升，脾土虚而不能升，阳欲降，胃土弱而不能降，则二气郁于关上，而见动形。阴阳郁勃，不能升降，是以动而不止也。郁勃之久，不无胜负，阳盛而动于关上，则内泄营阴而汗出；阴盛而动于关下，则外闭卫阳而发热。热发则汗不出，汗出则热不发。汗出而热发，阴阳之胜负乃分。方其动时，阴阳郁荡，未知将来之孰胜而孰负也。动见于土位，木气盘塞而莫达，甲木不降，乃悬虚而为惊；乙木不升，乃冲击而为痛。甲乙横逆，而贼戊己，则土气败矣。

代者，断续而不联也。《灵枢·根结》：一日一夜五十营，以营五脏之精，不应数者，名曰狂生。五十动而不一代者，五脏皆受气。四十动一代者，一脏无气。三十动一代者，二脏无气。二十动一代者，三脏无气。十动一代者，四脏无气。不满十动一代者，五脏无气，与[1]之短期。与之短期者，乍疏乍数也。乍疏乍数者，断续之象也。盖呼吸者，气之所以升降也。心肺主呼，肾肝主吸，脾居呼吸之间。呼则气升于心肺，吸则气降于肾肝。呼吸定息，经脉五动，故十息之间，五十动内，即可以候五脏之气。一脏无气，则脉必代矣。十一难：脉不满五十动而一止，一脏无气者，何脏也？吸者随阴入，呼者因阳出，今吸不能至肾，至肝而还，故知一脏无气者，肾气先尽也。由肾而肝，由肝而脾，由脾而心，由心而肺，可类推矣。代脉一见，死期在近，不可治也代为死脉，与脾脉代之代不同。脾脉代

[1] 与：通“豫”。

者，脾不主时，随四时而更代也。此为病脉。

【释义】动脉脉象的特征是脉搏突然出现短暂的加速或跳动，脉象上下无头尾，如豆状跳跃不定，随后恢复正常，这通常反映了体内气血运动的不稳定状态。动脉的出现是因为体内气血欲发而不能，即气血运动受到某种阻碍，使得脉象呈现出短暂的加速或跳动感。动脉是由于中气出现问题，导致阴阳两气在关脉处郁结不散，无法正常升降。当阳气在关脉上方郁结时，会导致内部营阴外泄而出现汗出；当阴气在关脉下方郁结时，则会封闭外部卫阳而发热。发热时汗不出，出汗时热不发，汗出与发热交替出现说明阴阳力量在斗争中有所消长。当出现汗出而热发的现象时，表明体内阴阳失衡已经到了一个临界点，需要及时调整以恢复平衡。木气（肝胆）不能正常疏泄，会导致气血运行不畅，进而影响脾胃功能，具体表现为胆气上升引起的惊恐和肝气郁结引起的疼痛。木气过盛会反克土气（脾胃），导致脾胃功能受损，进一步加剧整体的健康问题。这种情况称为“木旺乘土”。针对这种情况，治疗应注重疏肝理气、健脾和胃，帮助恢复木气的正常疏泄功能，并增强脾胃的运化能力，从而恢复体内的阴阳平衡。

代脉脉象的特征是脉搏跳动次数不足五十次就出现一次间歇，然后恢复正常，这通常反映了气血运行的中断或不连续状态。代脉与脏腑之气的盛衰有关，反映了脏腑功能的衰退，是病情严重的标志。根据脉搏跳动与间歇的比例，可以推测哪些脏腑出现了问题。

总之，动代脉象反映了阴阳之气在体内运动过程中的起始和停止状态。动脉和代脉都是脉象异常的表现，提示体内可能存在某些病理变化或气血运行不畅。

卷四

劳伤解

人不能有生而无死，而死多不尽其年。外有伐性之斧[1]，内有腐肠之药[2]，重以万念纷驰，百感忧劳，往往未壮而衰，未老而病。顾保炼不谨，既失之东隅[3]，而医药无差，冀挽之桑榆[4]。

古圣不作，医法中乖，贵阴贱阳，反经背道，轻则饮药而病加，重乃逢医而人废。金将军且将玉碎，石学士未必瓦全。叹竖子之侵陵[5]，痛鬼伯[6]之催促，书穷烛灭，百慨俱集，作劳伤解。

【释义】这段话围绕生命规律与健康养护展开深刻阐释，揭示了古代对疾病成因与医疗困境的认知。首先点明生命本质：人有生必有死，但多数人难以终其天年。外在有损害性命的因素（如不良环境、行为），内在有腐蚀脏腑的隐患（如饮食无度），再加上杂念纷扰、忧劳过度，常导致未老先衰、壮年患病。接着批判养护失当与医疗乱象：人们既因保养不谨慎错失健康根基，又寄望医药挽回颓势却难如愿。由于古代圣贤思想失传，医理出现偏差，陷入“贵阴贱阳”的误区，违背养生正道，轻则用药后病情加重，重则遇到庸医而危及生命。即便是体质强健者（金将军）也可能受损，看似稳固者（石学士）也未必能保全，最终在疾病侵蚀与死亡威胁下陷入绝境。文末以“作劳伤解”收束，表明作者旨在解析劳伤致病的机制，既有对生命脆弱的慨叹，也暗含对错误养生观与医疗实践的反思，体现了传统医学对“天人合一”“阴阳平衡”的重视，以及对过度耗损生命的警示。

---

❶ 伐性之斧：指危害身心健康的事物。
❷ 腐肠之药：指损害身体的药物。
❸ 东隅：原指日出之处，此处借指少年。
❹ 桑榆：原指日落之处，此处借指老年。
❺ 侵陵：侵犯。
❻ 鬼伯：阎王。

中气

脾为已土，以太阴而主升；胃为戊土，以阳明而主降。升降之权，则在阴阳之交，是谓中气。胃主受盛，脾主消磨，中气旺则胃降而善纳，脾升而善磨，水谷腐熟，精气滋生，所以无病。脾升则肾肝亦升，故水木不郁；胃降则心肺亦降，故金火不滞。火降则水不下寒，水升则火不上热。平人下温而上清者，以中气之善运也。

中气衰则升降窒，肾水下寒而精病，心火上炎而神病，肝木左郁而血病，肺金右滞而气病。神病则惊怯而不宁，精病则遗泄而不秘，血病则凝瘀而不流，气病则痞塞而不宣。四维之病，悉因于中气。中气者，和济水火之机，升降金木之轴，道家谓之黄婆❶，婴儿姹女之交❷，非媒不得，其义精矣。医书不解，滋阴泻火，伐削中气，故病不皆死，而药不一生。盖足太阴脾以湿土主令，足阳明胃从燥金化气，是以阳明之燥，不敌太阴之湿，及其病也，胃阳衰而脾阴旺，十人之中，湿居八九而不止也。

胃主降浊，脾主升清，湿则中气不运，升降反作，清阳下陷，浊阴上逆，人之衰老病死，莫不由此。以故医家之药，首在中气。中气在二土之交，土生于火而火死于水，火盛则土燥，水盛则土湿。泻水补火，扶阳抑阴，使中气轮转，清浊复位，却病延年之法，莫妙于此矣。

黄芽汤

人参三钱	甘草二钱，炙	茯苓二钱	干姜二钱

煎大半杯，温服

中气之治，崇阳补火，则宜参、姜，培土泻水，则宜甘、苓。

其有心火上炎，慌悸烦乱，则加黄连、白芍以清心。肾水下寒，遗泄滑溏，则加附子、川椒以温肾。肝血左郁，凝涩不行，则加桂枝、丹皮以舒肝。肺气右滞，痞闷不通，则加陈皮、杏仁以理肺。

四维之病，另有专方，此四维之根本也。

---

❶ 黄婆：指脾。

❷ 婴儿姹女之交：指水火之交。

【释义】中气是指脾胃功能的正常运转，脾属己土而主升清，胃属戊土而主降浊。中气负责调节脾胃的升降功能，维持体内气血的正常循环。当脾胃功能正常，中气旺盛时，胃能够顺利降浊，脾能够顺利升清，促进水谷的腐熟和精气的生成，从而保持身体健康。中气和济水火之机，调控升降金木之轴。脾主升清，能够促进肾和肝之气上升，防止（肾）水和（肝）木的郁结；胃主降浊，能够带动心和肺之气下降，防止（肺）金和（心）火的滞留。当火气下降时，可以防止肾水过寒；当水气上升时，可以防止心火过热。这样就能保持人体上部清凉、下部温暖的状态。当中气（脾胃）衰弱时，升降功能受阻，导致其他脏腑的功能失调，肝木肾水不升，心火肺金不降。心火不降，肾水过寒，出现遗精、尿频等症状；心火上炎，出现心悸、失眠等症状。肝气郁结导致血液瘀滞，出现胸胁胀痛、月经不调等症状。肺气不畅导致气机阻滞，出现咳嗽、气喘、胸闷等症状。这些病证的根本原因都在于中气的虚弱，无法正常调节各脏腑之间的平衡。中气如同一个枢纽，既能调节水火的平衡，又能控制金木的升降。土（脾胃）依赖火（心）的支持才能健运，但水（肾）过多会抑制火，导致土湿。火气旺盛会使土过于干燥，而水气过盛会使土变得湿重。在病理状态下，胃的阳气不足，脾的阴气过盛，导致湿气积聚，影响脾胃的运化功能。治疗中气衰弱的重点在于调节脾胃功能，使用扶阳抑阴、泻水补火的药物，使中气得以恢复，清浊重新定位。

阴　阳

中气升降，是生阴阳，阴阳二气，上下回周。阴位于下，而下自左升，则为清阳；阳位于上，而上自右降，则为浊阴。清阳生发于木火，则不至于下陷；浊阴收藏于金水，则不至于上逆。清气之不陷者，阳嘘于上也；浊气之不逆者，阴吸于下也。浊气不逆，则阳降而化阴，阳根下潜而不上飞，清气不陷，则阴升而化阳，阴根上秘而不下走，彼此互根，上下环抱，是曰平人。而清气之左升，赖乎阴中之阳生，阳生则浮动而亲上，权在己土；浊阴之右降，赖乎阳中之阴生，阴生则沉静而亲下，权在戊土。戊己升降，全凭中气，中气一败，则己土不升而清阳下陷，戊土不降而浊气上逆，此阴虚阳虚所由来也。

【释义】阴阳二气在人体内循环流动，维持着身体的动态平衡。中气的升降运动是产生阴阳二气的基础，己土（足太阴脾）支持清阳的左升，戊土（足阳明胃）支持浊阴的右降。阴气位于下方，从左侧上升成为清阳；阳气位于上方，从右侧下降成为浊阴。清阳由木火（肝心）生发，清阳之气不下陷是因为阳气在上方的蒸腾作用。浊阴由金水（肝、肾）收藏，浊阴之气不上逆是因为阴气在下方的沉静作用。阴阳二气互相依存，清阳与浊阴在上下之间形成环抱的结构，这是健康状态的标志。中气的升降对于阴阳二气的正常运动至关重要，中气一旦衰败，就会导致清阳下陷和浊阴上逆，这是阴虚和阳虚的原因。

阴虚

阴盛于下而生于上，火中之液，是曰阴根。阴液滋息，爰生金水。阴性沉静，其根一生，则沉静而亲下者，性也，是以金收而水藏。而金水之收藏，全赖胃土之降，胃土右降，金收于西而水藏于北，阳气蛰封，此木火生长之根本也。胃土不降，金水失收藏之政，君相二火泄露而升炎，心液消耗，则上热而病阴虚。

人知其金水之亏，而不知其胃土之弱。胃以阳体而含阴魄，旺则气化而阴生。以气统于肺而实化于胃，肺气清降而产阴精，即胃土之右转而变化者也。是宜降肺胃助收藏，未可徒滋心液也。

地魄汤

甘草二钱，炙	半夏三钱，制	麦冬三钱，去心	芍药三钱
五味子一钱，研	元参三钱	牡蛎三钱，煅，研	
煎大半杯，温服			

水为阴，而阴生于肺胃，胃逆而肺金不敛，君相升泄，则心液消亡，而阴无生化之原。麦冬、芍药，双清君相之火，半夏、五味，降摄肺胃之逆，元参清金而益水，牡蛎敛神而藏精。

若热伤肺气，不能化水，则用人参、黄芪，益气生水，以培阴精之原。此补阴之法也。

【释义】阴虚是指阴液不足的状态。阴液主要来源于肺胃。正常情况下，阴液滋养肺金和肾水，阴性沉静，倾向于向下沉降，使肺金和肾水得以收藏，而肺金和肾水的收藏之功要依赖胃土的下降。当胃土不能正常下降时，会影响肺金和肾水的收藏，导致君火和相火上炎，耗灼津液，从而引发阴虚症状。

治疗阴虚时不仅要考虑心阴、肺金和肾水的亏损，更要关注脾胃的功能是否正常，从根源上解决胃土的下降问题。通过调理肺胃，促进其下降功能正常化，有助于恢复肺金肾水的收藏功能，进而缓解阴虚。地魄汤清君火和相火，降肺胃逆气，收敛肺胃，滋养肺金和肾水，敛神藏精。如果因为肺气受损而不能化水导致的阴虚，可以使用人参和黄芪补气生水，以培养阴精之源。

阳虚

阳盛于上而生于下，水中之气，是曰阳根。阳气长养，爰生木火。阳性浮动，其根一生，则浮动而亲上者，性也，是以木生而火长。而木火之生长，全赖脾土之升，脾土左升，木生于东而火长于南，纯阳之位，阴气萌滋，此金水收藏之根本也。脾土不升，木火失生长之政，一阳沦陷，肾气澌[1]亡，则下寒而病阳虚。

人知其木火之衰，而不知其脾土之弱。脾以阴体而抱阳魂，旺则血生而神化。以血藏于肝而实生于脾，肝血温升而化阳神，即脾土之左旋而变化者也。是宜升肝脾以助生长，不止徒温肾气也。

天魂汤			
甘草二钱	桂枝三钱	茯苓三钱	干姜三钱
人参三钱	附子三钱		
煎大半杯，温服			

火为阳，而阳生于肝脾，脾陷而肝木不升，温气颓败，则阳无生化之源。脾陷之根，因于土湿，土湿之由，原于水寒。甘草、茯苓，培土而泻湿，干姜、附子，暖脾而温肾，人参、桂枝，达木而扶阳。

若肝血虚弱，不能生火，则用归、地、首乌，以培阳神之原。以火清则神发，血者，神魂之母也。

夫纯阳则仙，纯阴则鬼。阳盛则壮，阴盛则病。病于阴虚者，千百之一，病于阳虚者，尽人皆是也。后世医术乖讹，乃开滋阴之门，率以阳虚之人而投补阴之药，祸流今古，甚可恨也。

【释义】虽然阳气在上，但其根源却在下。肾水中的阳气是阳气的根本，称为“阳根”。阳气的生长和滋养促进了木（肝）和火（心）的生长。阳气的性质是浮动的，一旦阳气生成就会向上浮动，这是它的本性。因此，木（肝）得以生长，火（心）得以旺盛。木和火的生长依赖于脾土的升发功能。脾土左升，木气生于东方，火气长于南方，这是纯阳的位置。同时，阴气也在萌发，这是金（肺）和水（肾）收藏功能的根本。

---

[1] 澌：尽。

如果脾土不能正常升发，木和火的生长就会受到影响，阳气会下陷，肾气也会逐渐衰弱，下焦寒冷而致阳虚。医者一般关注木和火的衰弱，往往忽视了脾土的虚弱。脾虽然是性属阴的脏器，但其功能却包含着阳气的活动。脾功能旺盛时，血液生成，精神也会得到滋养。肝所藏之血实际上是由脾生成的，肝血温升后可以转化为阳气，这是脾土左旋（升发）功能的结果。因此，治疗阳虚时应该注重升发肝脾之气，而不仅仅是温补肾气。

天魂汤用于治疗阳虚证，甘草、茯苓健脾利湿；干姜、附子温脾暖肾；人参、桂枝扶助阳气。如果肝血虚弱不能生火，可用当归、熟地黄、何首乌等药物来补充肝血，从而促进阳气的生成。如果错误地将阳虚的病人当作阴虚来治疗，使用滋阴药物会带来不良后果。

阴脱

阳自右降，降于坎府❶，而化浊阴，则又含阳气，是谓阳根。阳性温和而升散，阴气左升而不陷者，有此坎阳以辟之也。其升散之权，全在于脾，脾气不升，则精血驰走而阴脱。

二十难曰：脱阴者，目盲。目者，阳神所发。阳根于坎，坎水，阴也，而中抱阳气，坎阳温升，而生肝木。肝藏血而含魂，魂即血中温气之渐灵者。温化而为热，则魂化而为神。阳神发露，上开双窍，而为两目，目乃阳神之所出入而游行也。阴脱者，阳根澌❷败，精血失藏，魂神不能发露，是以目盲。

凡人之清旦目盲者，是其阴气亡脱，定主死期不远。名为脱阴，而实以阳根之败。《素问》所谓目受血而能视者，亦是此理。后人不解经义，眼科书数千百部，悉以滋阴凉血，泻火伐阳，败其神明，以致眼病之家，逢医则盲。医理玄奥，非上智不解，乃以俗腐庸妄之徒，无知造孽，以祸生灵，可恨极矣！

乌肝汤			
甘草二钱	人参三钱	茯苓三钱	干姜三钱
附子三钱，炮	首乌三钱，蒸	芍药三钱	桂枝三钱
煎大半杯，温服			

【释义】阴脱是指体内阴液的过度损耗或流失，是较阴虚更为严重一种病理

❶ 坎府：指肾。

❷ 澌：尽。

变化。在五行中气模型中，阳气下降至肾之坎府，在此转化为阴液，其中所含阳气，谓之阳根；阴气从左上升而不陷，是因为肾中阳气之升散。这一过程脾胃发挥着重要作用，一旦脾气不升便会导致精血驰走而阴脱。阴脱表现为目不能视的目盲，是阴脱导致精血失藏，双目失神之故。由于阴阳的互根互藏、相互转化的关系，阴脱之后往往伴随阳气衰败，阳气衰败意味着肾中阳气的亏损，这会进一步导致阴液的损伤。传统中医治疗阴虚的方法通常是滋阴凉血，但这可能并不是所有情况下的最佳治疗方案。治疗时应当避免一味地滋阴凉血，要考虑到重阴伐阳的弊病，故应兼顾阳气衰败问题。

阳脱

阴自左升，升于离位[1]而化清阳，则又含阴精，是谓阴根。阴性清肃而降敛，阳气右降而不逆者，有此离阴以翕之也。其降敛之机，全在于胃，胃气不降，则神气飞腾而阳脱。

二十难曰：脱阳者，见鬼。仙为纯阳，鬼为纯阴，人居阴阳之半，仙鬼之交。阳脱则人将为鬼，同气相感，是以见之。凡人之白昼见鬼者，是其阳气亡脱，亦将续登鬼录矣。

兔髓汤			
甘草二钱	人参三钱	五味一钱	半夏三钱
龙骨二钱，煅，研	牡蛎三钱，煅，研	元参三钱	附子三钱
煎大半杯，温服			

阳脱则白日见鬼，阴脱则清旦目盲。阴阳既脱，无方可医。于其将脱之前，当见机而预防也。

【释义】阳脱是指人体内的阳气过度损耗，导致体内阴阳失衡的一种病理状态。在中医五行理论中，左通常与阴联系起来。“阴自左升”指的是阴气从左侧上升，进入心火，转化为较轻清的阳气，这一过程中阴精仍包含其中，称为阴根。阴气的特点是清肃、收敛和沉降。在人体中，阴气向内收敛、向下沉降。阳气的特点是升发和温煦，但在正常情况下，阳气也应随阴气的沉降而下降，而不是逆向上冲。如果阳气不降，可能会导致上逆症状，如头晕、面红等。阴气的收敛功能能够帮助阳气顺利下降，不至于上逆。胃为“水谷之海”，主受纳和腐熟

[1] 离位：此指心。

食物。胃气的下降功能对全身气机的升降有重要影响。如果胃气不能正常下降，气机就会上逆，导致精神不安、虚脱、乏力等阳脱证。阳脱会导致神气不能被有效地收敛，从而出现神志不清或幻觉等症状。在阳脱发生前应该及时采取措施预防，避免病情恶化。兔髓汤具有补益正气、固涩止汗、镇静安神的作用。阳脱的治疗原则应当是补充阳气，同时注意保护和滋养阴精。

精 神

神胎于魂而发于心，而实根于坎阳；精孕于魄而藏于肾，而实根于离阴。阴根上抱，是以神发而不飞扬；阳根下蛰，是以精藏而不驰走。阳神发达，恃木火之生长，而究赖太阴之升；阴精闭蛰，资金水之收藏，而终籍阳明之降。太阴阳明，所以降金水以吸阳神，升木火以嘘阴精者也。

阳明不降，则火金浮升，而神飘于上；太阴不升，则水木沉陷，而精遗于下。盖阳中有阴，则神清而善发；阴中有阳，则精温而能藏。脾陷则精不交神，胃逆则神不交精。阳神飞荡，故生惊悸，阴精驰走，故病遗泄。

阴升阳降，权在中气。中气衰败，升降失职，金水废其收藏，木火郁其生长，此精神所以分离而病作也。培养中气，降肺胃以助金水之收藏，升肝脾以益木火之生长，则精秘而神安矣。

【释义】神源自魂而发于心，根植于坎阳（肾阳）。精孕育于魄而藏于肾，根植于离阴（心阴）。阴根向上抱持，使得神发而不飞扬；阳根向下蛰伏，使得精藏而不逸走。神的生成依赖于木火之气的生发，最终依靠太阴脾土的上升。精的闭藏依赖于金水（肺肾）之气的收藏，最终依靠阳明胃土的下降。中气衰败会导致（脾胃）升降失常，金水（肺肾）不能有效收藏，木火（肝心）生长受阻，从而引起精神分离。因此，精神失衡的原因，在于阳明不降导致火金上浮，使神飘于上；太阴不升导致水木下沉，使精遗于下。恢复精神平衡的方法在于培养中气，降肺胃之逆以助金水收藏，升肝脾以益木火生长，可以帮助恢复精神平衡，达到治疗精神疾病的目的。

神 惊

神发于心而交于肾，则神清而不摇。神不交精，是生惊悸，其原由于胆胃之不降。

乙木上行，而生君火，甲木下行，而化相火。升则为君而降则为相，虽异体而殊名，实一本而同原也。相火之降，赖乎胃土，胃气右转，阳随土蛰，相火下根，是以胆壮而神谧。相火即君火之佐，相火下秘，则君火根深而不飞动，是以心定而神安。

胃土不降，相火失根，虚浮惊怯，神宇不宁。缘君相同气，臣败而君危，故魂摇而神荡也。阳神秘藏，则甘寝而善记，阳泄而不藏，故善忘而不寐也。

胃土之不降，由于脾土之湿。足阳明化气于燥金，性清降而收敛，金收而水藏之，故阳蛰于坎府。湿则胃土上郁，收令不行，故火泄而阳飞也。

火炎于上，肾水沉寒，阴凝气结，久而弥坚，历年增长，状如怀子，是谓奔豚。奔豚者，肾肝之阴气聚而不散者也。水寒木枯，郁而生风，摇撼不已，则心下悸动。悸见脐下，则根本振摇，奔豚发矣。奔豚上腾，侮土凌心，发作欲死，最为剧证。数年之后，渐而火败土崩，则人死矣。

大凡脾肾寒湿，无不有惊悸之证，惊悸不愈，必生奔豚积块。此皆中气亏损，阴盛阳虚之病也。庸工不解，以为心血不足，乃以归脾、补心之方，清凉滋润，助阴伐阳，百不一生，最可伤也。

少阳相火，其性甚烈，而惊悸之家，则阳败而火熄，非少阳之旺也。其相火极旺，如小建中、炙甘草两证，乃少阳伤寒将传阳明，故以芍药、生地，泻胆胃之燥热，内伤中此证颇少也。

金鼎汤

甘草二钱	茯苓三钱	半夏三钱	桂枝三钱
芍药三钱	龙骨二钱	牡蛎三钱	
煎大半杯,温服			

惊悸之证，土湿胃逆，相火不藏，应用茯苓去湿，半夏降胃，桂枝达肝，芍药敛胆，龙骨、牡蛎，藏精聚神，以蛰阳根。阳降根深，则魂谧神安，惊悸不作矣。

其上热者，倍芍药以清胆火。下寒者，加附子以温肾水。

若病重年深，奔豚凝结，少腹气块，坚硬澌寒，此阴邪已盛，缓用附子，当燥土去湿，调其脾胃，后以温燥之药，熬膏贴之。详具“奔豚证”中。

【释义】神发源于心而交于肾，当心肾相交时，神清而不摇。当神不与精交合时，会产生惊悸的症状，主要是胆胃不能正常下降引起的。乙木（肝）上行产生君火，甲木（胆）下行转化为相火。相火的下降依赖于胃土的下降功能，胃气下降时相火也会下降，使胆气壮实，神志安定。如果胃土不能正常下降，相火也不会下降，就会失去根基，导致虚浮、惊怯，进而引发神志不安。相火失根的原因是脾土湿盛，湿气阻碍胃气的正常下降，胃气反而上逆。胃气上逆会导致相火外泄，阳气蒸腾，出现惊悸、失眠、健忘等症状。而胃气上逆致相火上炎，肾水得不到温煦，则肾水寒凝，阴气积聚。肾肝阴气聚而不散，形成奔豚。奔豚发作时，气上冲心，症状剧烈，甚至危及生命。脾肾寒湿是惊悸的根本病因，若不及时治疗，会发展为奔豚、积块等重症。

庸医常将惊悸、奔豚等病证误认为心血不足，使用归脾汤、补心汤等清凉滋润之剂，反而助阴伐阳，加重病情。此类病证的根本在于中气亏损、阴盛阳虚，治疗应以温阳散寒、健脾祛湿为主。少阳相火通常较为旺盛，但在惊悸患者中，往往是因为阳气衰弱、相火熄灭，而非相火过旺。相火过旺时可能出现小建中汤证或炙甘草汤证，常见于少阳伤寒即将传入阳明经的阶段，表现为胆胃燥热。对于相火过旺的证候，常用芍药、生地黄等药物清泻胆胃燥热。内伤病中，少阳相火过旺的证候较为少见，更多表现为阳虚或阴虚。金鼎汤主要治疗因土湿胃逆、相火不藏引发的惊悸之证。胆火旺盛，可加倍芍药用量以清胆火。肾阳虚寒，可加附子以温肾水。若患者病情较重，时间较长，出现奔豚证（少腹气块、坚硬寒冷），说明阴邪已盛，此时不宜立即使用附子，应先通过调理脾胃、去湿燥土，待脾胃功能恢复后，再用温燥药物外敷或内服。

精遗

精藏于肾而交于心，则精温而不走。精不交神，乃病遗泄，其原由于肝脾之不升。

丙火下行而化壬水，癸水上行而化丁火。壬水主藏，阳归地下者，壬水之蛰藏也。壬水非寒则不藏，阴阳之性，热则发扬而寒则凝闭，自然之理。壬水蛰藏，阳秘于内，则癸水温暖。温气左升，是生乙木。升而不已，积温成热，是谓丁火。水之生木而化火者，以其温也。木火生长，阳气发达，阴精和煦，故不陷流。

壬水失藏，则阳泄而肾寒。水寒不能生木，木气下郁，则生疏泄。木以疏泄为性，愈郁则愈欲泄，以其生意不遂，时欲发舒之故也。遇夜半阳生，木郁欲动，则梦交接。木能疏泄而水不蛰藏，是以流溢不止也。甚有木郁而生下热，宗筋常举，精液时流。庸工以为相火之旺，用知母、黄柏泻之，是益其癸水之寒，而增其乙木之陷也。

乙木之升，权在己土。木生于水而实长于土，土运则木达。以脾阳升布，寒去温回，冰泮春生，百卉荣华故也。盖戊土西降，则化辛金，北行则化癸水；己土东升，则化乙木，南行则化丁火。金水之收藏，实胃阴之右转；木火之生长，即脾阳之左旋也。土湿阳衰，生气不达，是以木陷而不升。人知壬水之失藏，而不知乙木之不生，知乙木之不生，而不知己土之弗运，乃以清凉固涩之品，败其脾阳而遏其生气，病随药增，愈难挽矣。

玉池汤

甘草二钱	茯苓三钱	桂枝三钱	芍药三钱
龙骨二钱	牡蛎三钱	附子三钱	砂仁一钱，炒，研，去皮
煎大半杯，温服			

遗精之证，肾寒脾湿，木郁风动，甘草、茯苓，培土泻湿，桂枝、芍药，疏木清风，附子、砂仁，暖水行郁，龙骨、牡蛎，藏精敛神。水土暖燥，木气升达，风静郁消，遗泄自止。

其湿旺木郁而生下热，倍茯苓、白芍，加泽泻、丹皮，泻脾湿而清肝热，不可谬用清凉滋润，败其脾肾之阳。盖肾精遗失，泄其阳根，久而温气亡脱，水愈寒而土愈湿。火土双亏，中气必败。未有失精之家，阴虚而生燥热者。其木郁下热，脾阳未亏，清其肝火，不至为害。若脾阳已亏，误用清润，则土败而人亡矣。仲景《金匮》亡血失精之意，后人一丝不解也。

灵雪丹

甘草	薄荷	甘遂	朝脑
阳起石	紫苏叶	各三钱	

共研，碗盛，纸糊口，细锥纸上密刺小孔。另用碟覆碗上，碗边宽余半指，黑豆面固济。砂锅底铺粗砂，加水。坐碗砂上，出水一寸。炭火煮五香[❶]，水耗，常添热水。水冷取出，入麝香少许，研细。蟾酥少许，人乳浸化。葱涕，官粉，炼蜜为丸，绿豆大，瓷瓶封收。津水研半丸，掌上涂玉麈[❷]头。约一两时，麈顶苏麻，便是药力透彻。秘精不泄，甚有良功。

若遗泄不止，势在危急，先炼此药，封之日落，研涂，一夜不走。肾精保固，徐用汤丸。

【释义】精（肾精）本应藏于肾，并通过心火（君火）的温煦而保持稳定，不至于外泄。心肾相交是维持精液正常封藏的关键。如果肾精不能与心神相

❶ 五香：燃五炷香的时间。

❷ 玉麈：原为玉制作的拂尘，此处指阴茎。

交，就会导致遗精。其根本原因是肝脾之气不能正常升发，影响了精液的固摄。

心火下行温煦肾水，肾水上行滋养心火，这是心肾相交、水火既济的正常生理状态。肾主封藏，阳气归于肾中，是肾水蛰藏的表现。肾水需要一定的寒性才能封藏阳气，这是阴阳的自然规律：热性发散，寒性凝闭。肾阳封藏于内，肾水得以温暖，这是正常的生理状态。肾阳温暖，阳气左升，滋养肝木（乙木），肝木升发则化为心火（丁火）。肝木和心火正常，阳气得以升发，阴精得以温煦，因此精液不会外泄。

如果肾水不能封藏阳气，就会导致阳气外泄，肾寒内生。肾寒导致肝木（乙木）不能正常升发，肝气郁结在下，疏泄功能失常，导致遗精。肝木的本性是疏泄，肝气郁结越重，疏泄的欲望越强，这是因为肝木的升发之气被压抑，急于发泄。夜半阳气初生，肝郁之气欲动，导致梦中遗精。肝木疏泄过度，肾水不能封藏，导致精液外泄不止。肝郁化热，导致下焦湿热，宗筋常举，精液频繁外流。庸医误认为这是相火过旺，用知母、黄柏等寒凉药物清泻，反而加重肾寒和肝郁，使病情恶化。

肝木（乙木）的升发依赖于脾土（己土）的运化。肝木虽生于肾水，但其生长依赖于脾土的运化。脾土功能正常，肝木才能正常升发。脾阳升发，寒气消退，阳气回归，如同春天冰雪消融，万物生长。脾胃（戊土、己土）的运化方向决定了五行之间的转化：戊土西降化肺金（辛金），北行化肾水（癸水）；己土东升化肝木（乙木），南行化心火（丁火）。肺金和肾水的收藏功能依赖于胃阴的右降；肝木和心火的生长功能依赖于脾阳的左升。脾土湿盛，阳气衰弱，肝木的升发之气被压抑，导致肝郁。如果误用寒凉固涩的药物，损伤脾阳，压抑升发之气，会使病情加重，难以挽回。

遗精的根本病因是肾阳不足（肾寒）和脾湿过重（脾湿）。治疗时注意温肾阳以固精关，健脾土以祛湿邪，疏肝木以清风动。使用温阳、祛湿、疏肝、敛精的药物，如附子、砂仁、茯苓、桂枝、芍药、龙骨、牡蛎等。清肝热需谨慎不可过用寒凉，以免损伤脾肾阳气，清肝热时可加泽泻、牡丹皮等药物，但需确保脾阳未亏。

玉池汤温肾健脾、疏肝清风、固精敛神，适用于肾寒脾湿、木郁风动所致的遗精。下焦湿热，舌苔黄腻，小便短赤，倍用茯苓、白芍，加泽泻、牡丹皮，以泻脾湿、清肝热。脾阳不足则畏寒肢冷、便溏，不可使用清凉滋润之药，以免进一步损伤脾阳。张仲景在《金匮要略》中强调，亡血失精之证多属阳虚，而非阴虚。后人未能理解仲景之意，常误用滋阴清热之法，导致病情加重。灵雪丹主要用于治疗遗精、滑精等肾精不固的症状，其药物组合具有固精止遗、温肾助阳的功效，适用于肾阳虚衰、精关不固引起的遗精、早泄等问题。

气 血

气统于肺，血藏于肝，而总化于中气。胃阳右转而化气，气降则精生，阴化于阳也；脾阴左旋而生血，血升则神化，阳生于阴也。精未结而魄先凝，故魄舍于肺，气魄者，肾精之始基也；神未发而魂先见，故魂舍于肝，血魂者，心神之初气也。

气，阳也，而含阴魄，是以清凉而降敛；血，阴也，而吐阳魂，是以温暖而升发。及其魂升而神化，则又降而为气，魄降而精生，则又升而为血。盖精血温升，则蒸腾而化神气，神气清降，则洒陈而化精血。精血神气，实一物也，悉由于中气之变化耳。

火金上热，则神气飞扬而不守；水木下寒，则精血泄溢而莫藏。故补养神气，则宜清凉，而滋益精血，则宜温暖。

气秉辛金清凉之性，清则调畅，热则郁蒸，畅则冲虚，郁则滞塞，滞塞而不降，故病上逆。血秉乙木温暖之性，温则流行，寒则凝瘀，行则鲜明，瘀则腐败，腐败而不升，故病下陷。气滞之家，胸膈胀满，痰嗽喘逆，半缘上中之虚热；血瘀之人，紫黑成块，杯碗倾泄，多因中下之虚寒。下寒则肺气之降于肝部者，亦遂陷泄而不升；上热则肝血之升于肺家者，亦遂逆流而不降。此气血致病之原也。

【释义】气由肺所统管，血储藏于肝，但它们都来源于中气（脾胃功能）。胃的阳气向右旋转以生成气，气下降则有助于精的产生，这是阴从阳转化的过程；脾的阴气向左旋转以生成血，血上升则有助于精神的形成，这是阳从阴转化的过程。魄与气相关联，先于精形成并居于肺中，是肾精的基础；魂与血相关联，先于神显现并居于肝中，是心神的基础。气本质上属阳，但含有阴性的魄，因此性质清凉且有收敛作用；血本质上属阴，但却能生发阳性的魂，因此性质温暖且能上升。精血和神气可以互相转化，精血温升后可转化为神气，神气清降后又能转化为精血，这一过程全依赖于中气的变化。

火、金属性属上，若上焦过热，会使神气浮越而失于收敛；水、木属性属下，若下焦虚寒，则精血失固而泄溢不藏。因此，补养神气需用清凉之法，滋益精血则需温煦之方。

进一步解析气血特性：气禀受辛金的清凉之性，清则调畅，热则郁滞，郁滞不降便会引发上逆之病；血禀受乙木的温暖之性，温则流通，寒则瘀滞，瘀滞不升则会导致下陷之疾。

再论具体病证：气滞者常见胸膈胀满、痰嗽喘逆，多因上中焦虚热所致；血瘀者多见紫黑血块、泄泻不止，多由中下焦虚寒引发。下焦虚寒会导致肺气本应降于肝部却下陷不升，上焦虚热会使肝血本应升于肺家却逆流不降。

这段话整体揭示了气血致病的核心：上下寒热失衡是根源，上热则气逆，下寒则血陷，二者相互影响，形成恶性循环。体现了传统医学对“气血调和”“寒热平衡”的重视，为辨证施治提供了理论依据——治气需清，治血需温，以复气血升降之常。

气滞

肺主藏气，凡脏腑经络之气，皆肺家之所播宣也。气以清降为性，以心火右转，则化肺气，肺气方化，而已胎阴魄，故其性清肃而降敛。实则顺降，虚则逆升，降则冲虚，升则窒塞。

君相之火，下根癸水，肺气敛之也。肺气上逆，收令不行，君相升泄，而刑辛金，则生上热。凡痞闷嗳喘，吐衄痰嗽之证，皆缘肺气不降。而肺气不降之原，则在于胃，胃土逆升，浊气填塞，故肺无下降之路。

肺胃不降，君相升炎，火不根水，必生下寒。气滞之证，其上宜凉，其下宜暖，凉则金收，暖则水藏。清肺热而降胃逆，固是定法，但不可以寒凉之剂，泻阳根而败胃气。盖胃逆之由，全因土湿，土湿则中气不运，是以阳明不降。但用清润之药，滋中湿而益下寒，则肺胃愈逆，上热弥增，无有愈期也。

下气汤			
甘草二钱	半夏三钱	五味一钱	茯苓三钱
杏仁三钱，炮去皮尖	贝母二钱，去心	芍药二钱	橘皮二钱
煎大半杯，温服			

治滞在胸膈右肋者。

【释义】在中医理论中，肺主气司呼吸，负责管理全身之气，包括脏腑和经络中的气。心火通过向右移动来促进肺气的生成，肺气在生成的过程中包含了阴魄，因此它具有清肃和降敛的特点。气的运动遵从“实则顺降，虚则逆升”的规律，如果气是充实的，则会顺畅地下降；如果气是虚弱的，则会上逆导致堵塞。

君火（心火）与相火（肾火）的根本在于肾阴（癸水），肾阴充足则火有所依附，不至于过亢或外越。肺气的肃降功能，能够收敛君火与相火，使其归于肾中，与肾阴相合，维持阴阳平衡。当肺气肃降功能失常时，敛收之功下降，会导致君火、相火上升，并进一步克肺金，导致上热，表现为痞闷、嗳气、喘息、咳嗽等症状。而肺气不降的原因在于胃，胃土逆升，堵塞了肺气下降的通道，使肺无下降之路。

肺胃功能失调，气机不能正常下降，导致君火与相火上炎，不能归于肾阴（火不根水），下焦失去阳气的温煦，导致下焦虚寒。最终形成“上热下寒”的病机，表现为上焦热盛（如心烦、失眠、口干）和下焦虚寒（如腰膝冷痛、腹泻）并存的症状。治疗时应该使上部清凉、下部温暖，清肺热并降胃逆是一种常见的治疗方法，但需要注意不要使用过于寒凉的药物，以免损伤阳气和胃气。胃逆的主要原因是由于脾土过湿，导致中气运行不畅，使得阳明不降，使用过于寒凉或滋润的药物可能会加重脾土的湿气，反而加重下寒和肺胃逆气，使病情恶化。

气积

肺藏气而性收敛，气病则积聚而不散，而肝气之积聚，较多于肺。肺气积聚，则痞塞于心胸；肝气积聚，则滞结于脐腹。

盖气在上焦则宜降，而既降于下，则又宜升。升者，肝之所司，以肝木主升，生气旺则气升，生气不足，故气陷而下郁也。而肝气之下郁，总由太阴之弱，以气秉金令，但能降而不能升，降而不至于下陷者，恃肝木之善达，肝木之善达者，脾土之左旋也。

气盛于肺胃，而虚于肝脾，故肺气可泻，而肝气不可泻。气积于胸膈右肋，宜泻肺胃以降之；气积于脐腹左胁，宜补肝脾以升之。此化积调气之法也。

达郁汤			
桂枝三钱	鳖甲三钱，醋炙焦，研	甘草二钱	茯苓三钱
干姜三钱	砂仁一钱		
煎大半杯，温服			

治积在脐腹左胁者。

肺胃积气，在胸膈右肋，肝脾积气，在脐腹左胁，皆中气虚败之病也。补之则愈闷，破之则愈结。盖其本益虚，其标益实，破之其本更虚，补之其标更实，是以俱不能效。善治者，肺胃之积，泻多而补少，肝脾之积，补多而泻少。半补而半行之，补不至于壅闭，行不至于削伐，正气渐旺，则积聚消磨矣。

【释义】肺藏气而性收敛，气在体内积聚而不散则为气病，肝气积聚多于肺。肺气积聚会导致心胸部位的痞塞感，肝气积聚会导致脐腹部的滞结感。

正常情况下，气在上焦时应下降，降至下焦后上升。肝木主升，生气旺则气升，生气不足则气陷而下郁，肝气下郁总体上是由太阴脾土的虚弱造成的。肺属金，主气，具有肃降的功能，但不能自行升发。肺气肃降，但不会过度下陷，是因为肝木（肝气）具有升发和疏泄的功能，能够平衡肺气的肃降。而肝木的升发功能依赖于脾土的左旋（升发）。而积气的根本病因是中气（脾胃之气）虚衰，使得气机升降失常，气滞于胸膈、胁肋、脐腹等部位。肺胃积气多位于胸膈右胁，表现为胸闷、胁胀等症状。肝脾积气多位于脐腹左胁，表现为腹胀、胁痛等症状。积气的特点是“本虚标实”，本为中气虚衰，标为气滞成积。单纯补益会导致气滞更甚，单纯破气会进一步损伤中气，因此需要兼顾补虚与行气。肺胃积气以气滞为主，治疗应以行气、降气为主，辅以补益中气，常用药物如陈皮、枳壳、半夏等行气降逆，辅以党参、白术等补益中气。肝脾积气以中气虚衰为主，治疗应以补益中气为主，辅以疏肝理气，常用药物如黄芪、党参、白术等补益中气，辅以柴胡、香附等疏肝理气。在兼顾补虚与行气时，做到“补不至于壅闭，行不至于削伐”。通过补益中气以治本，行气消积以治标，使正气渐旺，积聚自然消磨。

血瘀

肝主藏血，凡脏腑经络之血，皆肝家之所灌注也。血以温升为性，缘肾水左旋，则生肝血，肝血方生，而已抱阳魂，故其性温和而升散。实则直升，虚则遏陷，升则流畅，陷则凝瘀。

盖血中温气，化火之本，而温气之原，则根于坎中之阳。坎阳虚亏，不能生发乙木，温气衰损，故木陷而血瘀。久而失其华鲜，是以红变而紫，紫变而黑。木主五色，凡肌肤枯槁，目眦青黑者，皆是肝血之瘀。而肝血不升之原，则在于脾，脾土滞陷，生气遏抑，故肝无上达之路。

肝脾不升，原因阳衰阴旺，多生下寒。而温气抑郁，火胎沦陷，往往变而为热。然热在于肝，而脾肾两家，则全是湿寒，不可专用清润。至于温气颓败，下热不作者，十之六七，未可概论也。

血瘀之证，其下宜温，而上宜清，温则木生，清则火长。若木郁而为热，乃变温而为清，而脾肾之药，则纯宜温燥，无有二法。以脾陷之由，全因土湿，土湿之故，全因水寒。肾寒脾湿，则中气不运，是以太阴不升。水土湿寒，中气堙郁，君相失根，半生上热。若误认阴虚，滋湿生寒，夭枉人命，百不一救也。

破瘀汤			
甘草二钱	茯苓三钱	丹皮三钱	桂枝三钱
丹参三钱	桃仁三钱，炮，去皮尖	干姜三钱	首乌三钱，蒸
煎大半杯，温服			

【释义】血瘀与肝的功能密切相关，肝主藏血，脏腑经络之血皆由肝血灌注。血液性质温和而升散，可使血液保持良好的流动性。而血液中的温气来源于肾中的阳气，肾阳不足，不能生发肝木，血中温气受损，会导致肝血运行受阻，进而形成血瘀。而血瘀常常伴随着颜色的变化，从红色变为紫色乃至黑色，这与肝血不能正常升发有关。血瘀的根本原因之一是脾土不升而滞陷，导致肝血不能正常上升。

肝气实则气机条达，表现为气机流畅、情绪亢奋等。肝气虚则气机遏陷，表现为气机郁滞、情绪低落、胸胁闷痛等。肝脾不升的根本原因是阳衰阴盛，阳衰阴盛导致肝脾升发无力，气机郁滞，多表现为下寒（如腹痛、便溏、四肢不温等）。阳气不足导致温气（阳气）抑郁，火热（相火）下陷，可能化热。这种热是郁热，而非真正的实热，多表现为局部热象（如口干、目赤等），但整体仍以寒湿为主。肝脾不升的同时，脾肾两家多表现为湿寒，即脾阳不足、肾阳亏虚。湿寒是肝脾不升的根本病因，治疗需以温阳散寒为主，不可过用清润之品。温气颓败、下焦不热者，多表现为纯寒证（如腹痛、便溏、四肢不温等），治疗应以温阳散寒为主，这种情况占肝脾不升的十之六七，不可一概而论。

治疗血瘀时下宜温补、上宜清热，以促进血液循环和阳气的生成。如果木郁而为热，则需要改变治疗策略，采用清热药物。脾肾的治疗应侧重于温燥，以消除湿寒，错误地将血瘀视为阴虚并采用滋阴药物会导致病情恶化。

血脱

肝藏血而性疏泄，血病则脱亡而不守。未脱之先，温气虚亏，凝瘀不流。瘀少则结积而不下，瘀多则注泄而莫藏。凡便溺流漓，崩漏不禁，紫黑成块，腐败不鲜者，皆阳虚而木陷，血瘀而弗容也。

盖木性善达，水土寒湿，生气不达，是以血瘀。木郁风动，疏泄不敛，是以血脱，而肺血之脱亡，较多于肝。肝血下脱，则遗泄于便溺；肺血上流，则吐衄于口鼻。以血在下焦则宜升，而既升于上，则又宜降，降者，肺之所司，缘肺金主收，收气盛则血降，收气不足，则血涌而上溢也。而肺血之上溢，总由阳明之虚。以血秉木气，但能升而不能降，升而不至于上溢者，恃肺金之善敛，肺金之收敛者，胃土之右转也。

血盛于肝脾而虚于肺胃，其脱于便溺，则由肝脾之寒，其脱于口鼻，或缘肺胃之热。而阳衰土湿，中气颓败，实为脱血之根。若专用清凉滋润，助阴伐阳，以败中气，人随药殒，百不一生。此非血病之必死，皆粗工之罪也。

【释义】血脱是指血液流失过多，无法正常存留在体内的情况。尿血、崩漏不止、血液呈紫黑色块状、腐败瘀滞等都是血脱的表现。

肝主藏血，同时具有疏泄功能。若肝气失调，可能导致血脱（出血）。血脱的根本原因是阳虚木陷（阳气不足、肝气下陷）。阳虚木陷导致血瘀，瘀血可能结积不下，也可能注泄不止。瘀血过多则血不归经，导致出血。肝血下脱表现为便血、尿血等下部出血。肺血上溢表现为吐血、衄血（鼻出血）等上部出血。肺血上溢的主要原因是肺金收敛功能不足，而肺金的收敛功能依赖于胃土的右转（胃气下降）。阳明胃土虚衰，导致肺金收敛功能不足，血不能降，从而上溢。血本秉木气（肝气），具有升发的特性，但需肺金的收敛功能来平衡。若肺金收敛不足，则血升而不降，导致上溢。治疗血脱应着重于恢复肝脾功能，增强肺的收敛能力，要根据患者的体质和具体症状来进行个性化治疗，应以温补脾肾、调理肝脾为主。

衄血

肺窍于鼻，肺气降敛，则血不上溢。肺气逆行，收敛失政，是以为衄，其原因于胃土之不降。

《灵枢·百病始生》：卒然多食饮，则肠满。起居不节，用力过度，则络脉伤。阳络伤则血外溢，血外溢则衄血。阴络伤则血内溢，血内溢则后血。衄血者，阳络之伤，则营血逆流，而卫气不能敛也。

肺主卫气，其性收敛，血升而不溢者，赖卫气敛之。而卫气之敛，由于肺降，降则收令行也。而肺气之降，机在胃土，胃土上壅，肺无降路，收令失政，君相升泄，肺金被刑，营血不敛，故病鼻衄。而火炎金伤，不皆实热，多有中下湿寒，胃逆而火泻者。至于并无上热，而鼻衄时作，则全因土败而胃逆，未可清金而泻火也。外感伤寒之衄，亦非关火盛，缘寒伤营血，营郁而卫闭，卫气壅遏，蓄而莫容，逆循鼻窍，以泻积郁，卫气升发，故冲营血，而为衄证。衄则卫郁泻而表病解，原非火旺金刑之故也。

仙露汤			
麦冬三钱	五味一钱	贝母二钱	半夏三钱
柏叶三钱	甘草二钱	芍药三钱	杏仁三钱
煎大半杯，温服			

衄血之证，火泄金刑，气伤血沸，宜清金敛肺，以回逆流，而必并降胃气，降胃必用半夏。近世误以血证为阴虚，半夏性燥，不宜血家，非通人之论也。

若上热非盛，而衄证时作，则全因中下湿寒，当加干姜、茯苓温燥之药。若大衄之后，气泄阳亡，厥逆寒冷，宜加参、芪、姜、附，以续微阳，清润之药，切不可用。

【释义】衄血即鼻出血的情况，与肺的功能有关。肺主管卫气，卫气的性质是收敛，能够控制血液不上溢。肺气的下降功能对卫气的收敛至关重要。而肺气下降受胃的影响，如果胃功能失调，肺气就不能正常下降，君相之火上炎，肺金被克，营血不能收敛，因肺开窍于鼻，故导致鼻出血。

根据《灵枢·百病始生》的条文可知，大量饮食会导致肠胃充满，气机壅滞，进而损伤络脉。络脉损伤可能导致出血，具体表现取决于损伤的部位（阳络或阴络）。起居失常、用力过度会直接损伤络脉，导致出血。阳络伤则血外溢（衄血），阴络伤则血内溢（后血）。阳络指体表或上部的络脉，损伤后血外溢，表现为衄血（鼻出血、牙龈出血等）。阴络指体内或下部的络脉，损伤后血内溢，表现为后血（便血、尿血等）。衄血的根本病机是营血逆流与卫气不敛，共同导致血外溢。

有些情况下，鼻出血并非单纯因为实热，而是由于中焦和下焦湿寒导致胃气上逆，即使没有明显的上焦热象，鼻出血也可能发生。外感风寒引起的鼻出血不是因为火热旺盛，而是由于寒邪侵袭，导致营血郁闭，卫气受阻，最终逆流至鼻腔以缓解营血郁闭。如果鼻出血是由胃气上逆引起的，治疗时需要加入半夏以降胃气。如果患者没有明显的上焦热象，但鼻出血经常发生，可能是由于中焦和下焦湿寒，这时应该加入干姜和茯苓等温燥药物。对于大量鼻出血后出现气虚阳脱症状的患者，需要使用人参、黄芪、干姜、附子等温补药物来扶正固本，不应使用清润药物。

吐血

血敛于肺而降于胃，肺气能收，则鼻不衄，胃气善降，则口不吐。肺气莫收，经络之血，乃从鼻衄；胃气莫降，脏腑之血，因自口吐。而肺气之敛，亦因胃气之降，吐衄之证，总以降胃为主。

胃气不降，原于土湿，土湿之由，原于寒水之旺。水寒土湿，中气堙郁，血不流行，故凝瘀而紫黑，蓄积莫容，势必外脱。土郁而无下行之路，是以上自口出。凡呕吐瘀血，紫黑成块，皆土败阳虚，中下湿寒之证。瘀血去后，寒湿愈增，往往食减而不消，饮少而不化。一旦土崩而阳绝，则性命倾殒，故大吐瘀血之家，多至于死。

其血色红鲜者，则缘肺热，然始因上热，而究变中寒。以血藏于肝，而肝木生火，心火之热，即血中之温气所化。血去而血中之温气亡泄，是以大失血后，寒栗而战摇也。而其上热之时，推其中下，亦是湿寒。盖君相之火，随戊土下降，而归坎水，则上清而下暖。胃土不降，则君相升泄。非戊土之逆，而火何以升！非己土之湿，而胃何以逆！非癸水之寒，而土何以湿！胃逆火泄，升炎于上，而坎阳绝根，其肾水必寒，寒水泛滥，其脾土必湿，理自然也。

若夫零星咯吐，见于痰唾之中者，其证稍缓。以血去非多，则气泄有限，虽亦中下寒湿，而一时不至困败。但一遭庸手，久服清润，败其中气，则亦归死亡耳。

血证是虚劳大病，半死半生，十仅救五。而唐后医书，皆滋阴泻火，今古雷同，百不救一，实可哀也。

灵雨汤

甘草二钱	人参二钱	茯苓三钱	半夏三钱
干姜三钱	柏叶三钱	丹皮三钱	
煎大半杯,温服			

治大吐瘀血者。

吐血之证，中下湿寒，凝瘀上涌，用人参、甘草，补中培土，茯苓、干姜，去湿温寒，柏叶清金敛血，丹皮疏木行瘀，自是不易之法，尤当重用半夏，以降胃逆。

血本下行，肺胃既逆，血无下行之路，陈菀[1]腐败，势必上涌。旧血既去，新血又瘀，逆行上窍，遂成熟路。再投清润之药，助其寒湿，中气败亡，速之死矣。若温中燥土，令其阳回湿去，复以半夏降逆，使胃气下行，瘀血既吐，鲜血自不再来。若下寒甚者，蜀椒、附子，亦当大用。

其零星咯吐，红鲜不凝，虽有上热，亦非实火，稍加麦冬、贝母，略清肺热。总以泻湿培土为主，不可过用苦寒也。

白茅汤

人参二钱	甘草二钱	茯苓三钱	半夏三钱
麦冬三钱，去心	茅根三钱	芍药三钱	五味子一钱
煎大半杯，温服			

治零星吐鲜血者。

血之零吐红鲜者，虽缘土湿胃逆，而肺家不无上热，泻湿降逆之中，自宜加清肺之药。若相火极旺，则加黄芩而倍芍药。仲景三黄泻心汤，是治相火之极旺者，但此等颇少，未易轻用。若上热不敌下寒之剧，当大温水土，清润诸法，切不可用也。

【释义】血本应由肺收敛后下降到胃，如果肺气不能正常收敛，胃气不能正常下降，就会导致血逆上行而致吐血。肺气的收敛依赖于胃气的下降，所以治疗吐血的重点在于降胃气。胃气不降的根本原因是脾土过湿、肾水过寒。水寒土湿可导致中气郁结，使血液运行不畅，凝结成紫黑色的瘀血。吐血色鲜红通常开始是因为上焦肺热所致，但最终仍会转变为中下焦寒湿。肝（木）藏血，木生火，故肝木的升发功能将血中的温气转化为心火，维持人体的温暖和活力。大失血后，血中的温气随之流失，导致阳气不足，表现为寒战、颤抖等症状。即使在上焦有热象（如心烦、口干）时，其中焦和下焦往往也存在湿寒的病机。这是因为上热（君、相之火上炎）与下寒（肾阳不足、脾湿）常常并存。君火与相火应随胃土（戊土）下降，归于肾水（坎水），这样才能使上焦清凉、下焦温暖。如果胃土不能正常下降，君火与相火就会上炎，导致上焦热盛。胃土上逆归咎于君、相之火上炎，脾土湿盛，肾水寒盛。如果是少量咯血或痰中带血，病情相对较轻。由于失血量不多，阳气流失有限，虽然中下焦也存在湿寒，但暂时不会导致严重的虚衰。如果遇到庸医，长期使用清润寒凉的药物，损伤中气（脾胃之气），最终可能导致病情恶化甚至死亡。

---

[1] 菀：通“郁”。

温中散寒、燥湿健脾是治疗的根本，常用药物如干姜、白术、附子等。温中燥土可使阳气恢复，湿气去除，恢复中气的正常运化功能。使用半夏等药物降逆止呕，使胃气下行，瘀血得以排出，避免出血复发。若下寒甚者，需大用蜀椒、附子等温阳散寒之药，以祛除寒湿，恢复阳气。对于吐鲜红色的血且量少者，虽有肺热，但并不是实火，需要适量加入清肺热的药物，如麦冬、贝母，但总以泻湿培土为治疗原则，要避免过度使用苦寒药物，以免进一步损伤中气。

便血

血生于脾，藏于肝，肝脾阳旺，血温而升，故不下泄。水寒土湿，脾陷木郁，风动而行疏泄之令，则后脱于大便。

阳气收敛，则土温而水暖，其脾湿而肾寒者，庚金之收令不行也。后世以为肠风而用清润，脾阳愈败而愈陷，无有止期也。

其肝脾阳败，紫黑瘀腐，当补火燥土以回残阳，暖血温肝而升郁陷。若痔漏、脱肛之治，亦依此法通之。

桂枝黄土汤			
甘草二钱	白术三钱	附子三钱	阿胶三钱
地黄三钱	黄芩二钱	桂枝二钱	灶中黄土三钱
煎大半杯,温服			

便血之证，亦因水土寒湿，木郁风动之故。仲景黄土汤，术、甘、附子，培土温寒，胶、地、黄芩，清风泻火相火，黄土燥湿扶脾，法莫善矣。此加桂枝，以达木郁，亦甚精密。

【释义】脾为气血生化之源，肝主藏血。若肝脾阳旺，则血温而升，不致下泄。若水寒土湿（肾寒脾湿），则脾陷木郁（脾阳下陷、肝气郁滞），导致风动而行疏泄之令，血从大便下泄。阳气收敛则土温水暖，脾湿肾寒则庚金收敛之功失常，导致气机不敛，血不归经。后世误将便血视为“肠风”，用清润之药，反而使脾阳愈败，病情加重。肝脾阳败导致血瘀，瘀血紫黑腐败，表现为便血，治疗需补火燥土、暖血温肝，以回残阳、升郁陷，恢复肝脾的正常功能。痔漏、脱肛的病机与便血类似，均为水土寒湿、木郁风动所致，治疗可参照便血之法。若伴有风动火郁，需清风泻火、调和肝脾。肝气郁滞是便血的重要诱因，治疗时需疏肝达郁、升举脾阳。

溺血

水寒土湿，脾陷木郁，风动而行疏泄，谷道不收，则后泄于大肠，水道不敛，则前淋于小便。

阳气蛰藏，则土温而水暖，其脾湿而肾寒者，壬水之藏令不行也。水性蛰藏，木性疏泄，水欲藏而不能藏，是以流漓而不止；木欲泄而不能泄，是以梗涩而不利。缘木愈郁则愈欲泄，愈欲泄则愈郁，郁生下热，小便赤数。虽火盛之极，而实以脾肾之阳虚。

泻湿燥土，升木达郁，自是主法。寒者温之，热者清之。然热在乙木，不在脾土，在肝则宜清凉，至于脾家，但宜温燥，虽肝热极盛，不可泻其脾土也。

宁波汤

甘草二钱	桂枝三钱	芍药三钱	阿胶三钱
茯苓三钱	泽泻三钱	栀子三钱	发灰三钱，猪脂煎，研

煎大半杯，温服

溺血与便血同理，而木郁较甚，故梗涩痛楚。苓、泽、甘草，培土泻湿，桂枝、芍药，达木清风，阿胶、发灰，滋肝行瘀，栀子利水泻热膀胱之热。

若瘀血紫黑，累块坚阻，加丹皮、桃仁之类行之，此定法也。

【释义】尿血的发生与肝脾肾功能失调有关，病机为肝木郁结、脾虚湿盛、肾寒水不藏。肝木欲疏泄而不能，造成郁结，从而产生下焦热象，表现为小便短赤。阳气不足，导致脾湿、肾寒，进一步影响水液代谢和肝主疏泄的功能。尿血的治疗关键在于调节脾肾功能，燥湿健脾，升发肝木，解除郁结。寒者温之，热者清之，治疗时要根据具体情况调整，对于肝热可以适当清热，脾土受损应以温燥为主，可用宁波汤治疗。宁波汤以健脾利湿、疏肝解郁、凉血止血为主，兼顾肝脾的生理功能。

卷五

杂病解上

病不过内外感伤，而杂病之传变，百出不穷。感伤者，百病之纲，百病者，感伤之目。譬如水火，源本则合，支派攸分，虽殊途而同归，实一致而百虑。

先圣既往，此道绝传，博考方书，乖讹万状。纵身若松柏，未必后凋，况资如蒲柳，动辄零谢。申之以杂病之侵凌，益之以群工之毒药，真轻尘之栖弱草，朝露之落薤上矣。

痛昔亲从凋亡，手足伤毁，荒草颓坟，烟笼雾锁，感念存殁，情何可言，作杂病解。

【释义】疾病不外乎外感（外邪侵袭）和内伤（情志、饮食、劳倦等内因），但杂病的传变（病情发展变化）却复杂多样，难以穷尽。外感和内伤是百病的总纲，而具体的疾病则是外感和内伤的表现形式。就像水火一样，源头本是相同的，但分支却各不相同。虽然疾病的病因和表现各异，但归根结底都源于外感和内伤。古圣贤已经逝去，医学的真谛也随之失传。医书中的错误和矛盾之处比比皆是。即使是身体强健如松柏的人，也未必能长寿，更何况是身体虚弱如蒲柳的人，更容易早逝。再加上杂病的侵袭和庸医误用毒药，人的生命就像轻尘落在弱草上、朝露落在薤叶上一样脆弱。因此写下《杂病解》，以探讨杂病的病因和治疗方法。

鼓胀根原

鼓胀者，中气之败也。肺主气，肾主水，人身中半以上为阳，是谓气分，中半以下为阴，是谓水分。气盛于上，水盛于下，阴阳之定位也。而气降则生水，水升则化气，阴阳互根，气水循环。究其转运之枢，全在中气。中气一败，则气不化水而抑郁于下，是谓气鼓；水不化气而泛滥于上，是为水胀。

《灵枢·营卫生会》：上焦如雾，中焦如沤，下焦如渎。上焦气盛，故如雾露之空濛。下焦水盛，故如川渎之注泻。而气水变化之原，出于中焦。中焦者，气水之交，气方升而水方降，水欲成气，气欲成水，气水未分，故其形如沤。

气之化水，由于肺胃，水之化气，由于肝脾。肺胃右降则阴生，故清凉而化水，气不化水者，肺胃之不降也。肝脾左升则阳生，故温暖而化气，水不化气者，肝脾之不升也。气不化水，则左陷于下而为气鼓；水不化气，则右逆于上而为水胀。而其根，总因土湿而阳败，湿土不运，则金木郁而升降窒故也。

【释义】鼓胀的根本原因是中气（脾胃之气）的衰败。肺主气，肾主水，人体的上半部分属阳，称为气分；下半部分属阴，称为水分。正常情况下，气在上半部分旺盛，水在下半部分旺盛，这是阴阳的定位。气下降则化为水，水上升则化为气，阴阳相互依存，气水循环运行。

《灵枢·营卫生会》：上焦气盛，像雾露一样弥漫；下焦水盛，像河流一样排泄。气水变化的根源在于中焦。中焦是气水交汇之处，气上升而水下降，水欲化为气，气欲化为水，气水未分时，其状态像发酵一样。

气水循环的关键在于中气（脾胃之气）的运化功能。气化为水依赖于肺胃的右降功能；水化为气依赖于肝脾的左升功能。肺胃右降则阴气生成，清凉而化水；如果气不能化为水，是因为肺胃不降。肝脾左升则阳气生成，温暖而化气；如果水不能化为气，是因为肝脾不升。气不能化为水，则郁滞于下焦，形成气鼓；水不能化为气，则泛滥于上焦，形成水胀。因此，鼓胀的根本原因是脾土湿盛、阳气衰败。脾土湿盛则运化失常，导致肺金和肝木郁滞，气机升降受阻。

气鼓

气从上降，而推原其本，实自下升，坎中之阳，气之根也。气升于肝脾，肝脾左旋，温暖而化清阳，是气升于水分也。肝脾不升，阴分之气堙郁而下陷，故脐以下肿。

木性善达，其发达而不郁者，水温土燥而阳升也。水寒土湿，脾阳下陷，肝木不达，抑遏而克脾土。肝脾郁迫而不升运，是以凝滞而为胀满。

肝气不达，郁而生热，传于脾土。脾土受之，以其湿热，传于膀胱。五行之性，病则传其所胜，势固然也。土燥则木达而水清，土湿则气滞不能生水，木郁不能泄水，故水道不利，加之以热，故淋涩而黄赤。

脾土既陷，胃土必逆。脾陷则肝木下郁，胃逆则胆火上郁。其下热者，肝木之不升也；其上热者，胆火之不降也。病本则属湿寒，而病标则为湿热，宜泻湿而行郁，补脾阳而达木气，清利膀胱之郁热也。

桂枝姜砂汤

茯苓三钱	泽泻三钱	桂枝三钱	芍药三钱
甘草三钱，炙	砂仁一钱，炒，研	干姜三钱	

煎大半杯，入砂仁，略煎，去渣，入西瓜浆一汤匙，温服

膀胱湿热，小便红涩者，加栀子清之。脾肺湿旺，化生郁浊，腐败胶黏，不得下行，宜用瓜蒂散，行其痰饮。在下则泻利而出，在上则呕吐而出。去其菀陈，然后调之。

续随子仁，最下痰饮，用白者十数粒，研碎，去油，服之痰水即下。

瓜蒂散

瓜蒂二十个，研	赤小豆三钱，研	香豉三钱，研

热水一杯，煮香豉，令浓，去渣，调二末，温服。取吐下为度

病重人虚者，不可服此，当用葶苈散。

【释义】这段文字主要论述了气的升降与人体脏腑的关系，以及相关病证的病因、病机和治疗。

人体的气看起来是从上往下降的，但追根溯源，气其实是从下往上升的。这里说的“坎中之阳”（中医理论中，坎卦代表水，坎中之阳指肾中阳气）是气的根源。气是从肝和脾开始往上升的，肝和脾的气机是左旋（这里是一种中医描述气机运行方向的说法）的，当肝脾温暖的时候，就能把一些物质转化为清阳之气往上升，也就是说气是从身体下部的“水分”（可以理解为下焦部位）开始上升的。如果肝脾不能正常上升，身体下部属阴的气就会堵塞、郁结在下面，然后往下陷，这样就会导致肚脐以下的部位出现肿胀。“木”在中医五行中对应肝，肝的特性是喜欢舒展、通达。当肝能正常舒展、不郁结的时候，是因为肾水温暖

（水温）、脾土干燥（土燥），阳气能正常上升。但如果肾水寒冷，脾土潮湿，那么脾的阳气就会下陷，肝木就不能正常舒展、通达。肝木不能正常运行，还会抑制、克制脾土（中医五行中肝木克脾土）。肝和脾都处于郁结、受压迫的状态，不能正常上升和运化，这样就会导致气机郁滞，从而出现胀满的病证。当肝气不能正常舒展、通达时，就会郁结产生热，这种热会传给脾土。脾土接受了这种湿热之气后，又会把它传给膀胱。按照五行的特性，一旦生病，病情就会往它所克制的那一行传递（比如木克土、土克水，这里就是湿热从脾土传给属水的膀胱），这是一种自然趋势。当脾土干燥的时候，肝木就能正常舒展，肾水也能保持正常。但如果脾土潮湿，就会导致气机阻滞，不能正常生成水液，肝木郁结不能排泄水液，所以水道不通畅，再加上有热邪，就会出现小便淋涩不畅，而且尿液颜色发黄发红。

在中医里，脾和胃关系紧密，脾土要是下陷，胃土必然会往上逆行。当脾土下陷时，肝木就会郁积在下；胃往上逆行，胆火就会郁积在上，表现为上下有热的郁热之证。其根本原因是体内有湿寒，但外在表现出来的症状却是湿热。所以，治疗时要排出体内湿气，疏解郁滞的气机，温补脾阳，让肝木气机顺畅，还要清除膀胱郁积的热邪，可以选桂枝姜砂汤进行调治。方中茯苓、泽泻利水渗湿，帮助排出体内多余的水分，减轻身体因水湿停滞带来的不适。桂枝温通经脉，帮助阳气运行，缓解因气机不畅导致的郁积。芍药养血柔肝，让肝气不至于太过亢奋，起到调节肝的作用。砂仁化湿开胃，能帮助脾胃运化；干姜性热能温中散寒，补益脾阳，改善因脾阳不足导致的脾土下陷问题。炙甘草调和诸药，同时还能起到补脾益气的作用。

对于膀胱湿热导致的小便颜色发红，而且排尿的时候感觉涩痛，可加栀子以清热利湿。要是脾和肺的湿气太盛，就会在体内产生一些郁浊之物。这些郁浊的东西就像腐败发黏的物质一样，无法顺利地向下排出体外。针对这种情况，可用瓜蒂散来治疗。瓜蒂散能促使体内的痰饮排出，若是郁浊之物停留在身体偏下的部位，服用瓜蒂散后，会通过腹泻的方式排出；要是郁浊之物停留在身体偏上的部位，就会通过呕吐的方式排出。使用瓜蒂散把体内这些积聚已久的郁浊之物清除后，再对身体进行全面调理，让身体恢复到健康状态。

续随子仁（即千金子的种仁）对于消除痰饮特别有效，研碎并去除油脂后服用白色者十数粒，能促进痰饮排出。

水胀

水从下升，而推原其本，实自上降，离中之阴，水之根也。水降于肺胃，肺胃右转，清凉而化浊阴，是水降于气分也。肺胃不降，阳分之水淫泆而上逆，故脐以上肿。金性喜敛，其收敛而不郁者，阳明胃土之降也。土湿胃逆，肺无降路，阳分之水，不得下行，阴分之水，反得上泛。水入于肺，宗气隔碍，则为喘满；水入于经，卫气壅阻，则为肿胀。

水生于肺而统于肾，藏于膀胱而泄于肝。肾与膀胱之腑，相为表里。饮入于胃，脾阳蒸动，化为雾气，而上归于肺。肺金清肃，雾气洒扬，充灌于经络，熏泽于皮肤，氤氲郁霭，化为雨露。及乎中焦以下，则注集滂沛，势如江汉矣。

膀胱者，水之壑也。肺气化水，传于膀胱，肝气疏泄，水窍清通，是以肿胀不作。膀胱之窍，清则开而热则闭。《灵枢》：三焦者，入络膀胱，约下焦，实则闭癃，虚则遗溺。其虚而遗溺者，相火之下虚也，其实而闭癃者，非相火之下实也。以肾主蛰藏，肾气能藏，则相火秘固而膀胱清；肾气不藏，则相火泄露而膀胱热。相火蛰藏，膀胱清利，是谓之实。膀胱之热者，相火泄于肾脏而陷于膀胱也。

相火藏于肾水，原不泄露，其泄而不藏者，过在乙木。木性疏泄，疏泄之令畅，则但能泄水而不至泄火。水寒土湿，生气郁遏，疏泄之令不行，而愈欲疏泄，故相火不得秘藏，泄而不通，故水道不能清利。

相火之陷，其原在肝，肝气之陷，其原在脾。肝脾郁陷，合相火而生下热，传于己土，己土以其湿热传于膀胱，是以淋涩而赤黄也。

膀胱闭癃，水不归壑，故逆行于胸腹，浸淫于经络，而肿胀作焉。水热穴论：其本在肾，其标在肺，皆积水也。故水病下为胕肿大腹，上为喘呼不得卧者，标本俱病。

其本之在肾者，宜泻之于膀胱；其标之在肺者，宜泻之于汗孔。汗溺之行，总以燥土疏木为主。水病之作，虽在肺肾两脏，而土湿木郁，乃其根本也。

苓桂浮萍汤

茯苓三钱	泽泻三钱	半夏三钱	杏仁三钱
甘草二钱	浮萍三钱	桂枝三钱	

煎大半杯,热服。覆衣,取汗

中气虚，加人参，寒加干姜。肺热，加麦冬、贝母。

苓桂阿胶汤

茯苓三钱	泽泻三钱	甘草二钱	桂枝三钱
阿胶三钱			

煎大半杯,热服

小便不清，加西瓜浆，热加栀子。中虚加人参，寒加干姜。

乙木遏陷，疏泄不行，阳败土湿，不能制伏水邪，故病肿胀。泻湿燥土，疏木行水，是定法也。后世八味加减之方，地黄助脾之湿，附子益肝之热，肝脾未至极败，服之可效，肝脾病深则不效，而反益其害，最误人也。

气位于上，水位于下。气之在上，虽壅满郁遏，而不至于胀，惟下陷而不升，则病气鼓；水之在下，虽停瘀凝结，而弗至于肿，惟上逆而不降，则病水胀。肿在身半以上者，水胀也；胀在身半以下者，气鼓也。其一身俱至肿胀者，气病于下而水病于上也。气水交病，则气中亦有积水，水中不无滞气。总之，气不离水，水不离气，气滞则水凝，水积则气聚。气病于下者，其水道必不利；水病于上者，其气道必不通。仲景《金匮·水气》之法，腰以上肿，当发其汗，汗发则气通而水亦泄；腰以下肿，当利小便，便利则水行而气亦达矣。

【释义】这段话围绕传统医学中“水病”（肿胀类疾病）的病理机制、治则及方药展开系统阐释，核心基于五行生克与气血升降理论，可分为以下几层解析。

1. 水病根源：上下寒热失衡与脏腑气机逆乱

以五行水火升降为纲，提出水液代谢失常的核心矛盾。水本应自上而降（如肺胃通调），再自下而升（如肾脾蒸腾），若上焦肺胃不降、下焦肝肾不升，便会引发水液泛滥。肺胃属阳，若土湿胃逆，肺失降路，阳分水液无法下行，反会上泛，引发喘满（水入肺阻碍宗气）、肿胀（水入经络壅阻卫气），表现为“脐以上肿”。肾与膀胱相表里，主水之蛰藏；肝主疏泄，司水之排泄。若脾湿木郁，肝气疏泄不畅，相火失于秘藏而陷入膀胱，导致膀胱闭癃（水道不通），水液无法归于“壑”（膀胱），逆行胸腹、经络，形成肿胀。特别强调“水病本于土湿木郁”：脾阳虚弱则土湿，无法蒸化水饮；肝气郁陷则疏泄失常，既不能泄水，又致相火外泄，最终上下水道皆阻，这是水病的根本病机。

2. 水液代谢的生理路径与关键脏腑

（1）水液生成与输布：饮入于胃后，靠脾阳蒸动化为雾气，上归于肺；肺金清肃，将雾气洒扬至经络、皮肤，余者下行至中焦以下，如江河汇聚。

（2）水液排泄与调控：肺气化水传于膀胱，肝气疏泄使水窍通畅，二者协同则肿胀不作。其中，膀胱功能依赖肾气蛰藏——肾气足则相火秘固，膀胱清凉通利；肾气虚则相火泄露，膀胱积热闭癃（非实火，乃虚火外泄）。

可见，肺（通调）、脾（运化）、肾（蛰藏）、肝（疏泄）、膀胱（排泄）共同构成水液代谢的核心链条，任一环节失常皆可致病。

3. 水病与气病的关联及辨证要点

（1）指出气与水相互依存、互为因果：“气不离水，水不离气，气滞则水凝，水积则气聚”。

（2）气病与水病的区别：气位于上，下陷不升则成“气鼓”（多在身半以下）；水位于下，上逆不降则成“水胀”（多在身半以上）。全身肿胀者，为“气病于下而水病于上”，属气水交病。辨证核心：腰以上肿属水病在上，病位在肺，当“发其汗”（开上窍以通水道）；腰以下肿属气病在下，病位在肾与膀胱，当“利小便”（通下窍以行水液），此即仲景“水气病”治法的核心。

4. 治则与方药解析

基于上述理论，确立“泻湿燥土，疏木行水”为基本治则，并给出两首代表方。

（1）苓桂浮萍汤：由茯苓、泽泻渗湿利水，半夏、杏仁降肺胃之逆，桂枝温通肝气，浮萍发汗解表。全方通过“覆衣，取汗”，开泄上焦，适用于上半身肿胀（水病于上），兼以燥土疏木，助水液下行。若中气虚加人参，寒盛加干姜，肺热加麦冬、贝母，体现辨证加减之灵活。

（2）苓桂阿胶汤：以茯苓、泽泻利水，桂枝温肝，阿胶滋肝血（防疏泄太过伤血），适用于水病兼见精血不足者。小便不清加西瓜浆清热，热盛加栀子，中虚加人参，寒加干姜，兼顾虚实寒热。同时批判后世误用“八味加减”：地黄助湿、附子益热，仅适用于肝脾未至极败者，病深者用之反增其害，强调需紧扣“土湿木郁”病机，而非盲目温补。

全文以水液代谢为核心，将脏腑功能、五行生克、气血升降融入病理分析，形成“病因—生理—辨证—治法—方药”的完整体系，体现了传统医学“整体观”与“辨证施治”的特点，尤其突出脾、肝在水病中的关键作用，对肿胀类疾病的临床诊疗具有深刻指导意义。

噎膈根原

噎膈者，阳衰土湿，上下之窍俱闭也。脾阳左升，则下窍能开，胃阴右降，则上窍不闭。下窍开，故旧谷善出，上窍开，故新谷善纳。新旧递嬗[1]，出纳无阻，气化循环，所以无病。

其上下之开，全在中气。中气虚败，湿土湮塞，则肝脾遏陷，下窍闭涩而不出，肺胃冲逆，上窍梗阻而不纳，是故便结而溺癃，饮碍而食格也。缘气之为性，实则清空，虚则滞塞。胃主降浊，脾主升清。胃降则浊气下传，上窍清空而无碍，是以善纳；脾升则清气上行，下窍洞达而莫壅，是以善出。胃逆则肺金不

[1] 嬗：传。

降，浊气郁塞而不纳；脾陷则肝木不升，清气涩结而不出。以阳衰土湿，中气不运，故脾陷而杜其下窍，胃逆而窒其上窍。升降之枢轴俱废，出纳之机缄[1]皆息也。

其糟粕之不出，全由脾陷而肝郁，而谷食之不纳，则不止胃逆而肺壅，兼有甲木之邪焉。甲木逆行，克贼戊土，土木抟结，肺无下行之路，雾气堙瘀，化生痰涎，胸膈滞塞，故食噎不下。肺津化痰，不能下润，水谷二窍，枯槁失滋，而乙木之疏泄莫遂，故便溺艰涩。总缘中气不治，所以升降反作，出纳无灵也。

苓桂半夏汤

茯苓三钱	泽泻三钱	甘草二钱	桂枝三钱
半夏三钱	干姜三钱	生姜三钱	芍药三钱
煎大半杯，温服			

噎病胸膈滞塞，雾气淫蒸而化痰饮，上脘不开，加以痰涎胶黏，故食阻不下，法宜重用半夏，以降胃气。痰盛者，加茯苓、橘皮，行其瘀浊，生姜取汁，多用益善。痰饮极旺，用瓜蒂散，吐其宿痰，下其停饮。胸膈洗荡，腐败清空，则饮食渐下矣。

胸膈之痞，缘肺胃上逆，浊气不降，而其中全是少阳甲木之邪。盖胃逆则肺胆俱无降路，胆木盘结，不得下行，经气郁迫，是以胸胁痛楚，当以甘草缓其迫急，芍药泻其木邪，柴胡、鳖甲散其结郁。若兼风木枯燥，则加阿胶、当归，滋木清风，其痛自差。

其大便燥结，粪粒坚硬，缘土湿胃逆，肺郁痰盛，不能化生津液，以滋大肠。大肠以阳明燥金之腑，枯槁失滋，自应艰涩。而阴凝气闭，下窍不开，重以饮食非多，消化不速，谷滓有限，未能充满胃肠，顺行而下。盖以肝木郁陷，关窍堵塞，疏泄之令不行，是以便难。此宜以干姜、砂仁，温中破滞，益脾阳而开肠窍，以桂枝达木郁而行疏泄。干涩难下者，重用肉苁蓉，以滑肠窍，白蜜亦佳。木枯血燥，不能疏泄，加阿胶、当归，滋其风木。

其小便红涩，缘肺郁痰盛，不能生水以渗膀胱，而土湿木郁，疏泄不行，故水道不利。此宜苓、泽、桂枝，泻湿疏木，以通前窍。甚者，用猪苓汤加桂枝，猪、茯、滑、泽，泻湿燥土，桂枝、阿胶，疏木清风，水道自利。噎家痰多溲少，全是土湿。湿土莫运，肝不升达，是以溺癃；肺不降敛，是以痰盛。泻湿以苓、泽为主，佐以利肺疏肝之品，则痰消而溲长矣。

---

[1] 机缄："机"，关也；缄，闭也。机缄，此指出纳的功能。

下窍闭塞，浊无泄路，痞郁胸膈，食自难下。下窍续开，胸膈浊气，渐有去路，上脘自开。再以疏利之品，去其胸中腐败，食无不下之理。而上下之开，总以温中燥土为主。土气温燥，胃不上逆，则肺降而噎开；脾不下陷，则肝升而便利矣。

庸工以为阴虚燥旺，用地黄、牛乳滋润之药，更可诛者，至用大黄。噎病之人，百不一生，尚可寿及一年者，若服汤药，则数月死矣。医法失传，千古不得解人。能悟此理，则病去年增，不得死矣。

【释义】噎膈是表现为食物吞咽受阻，或食入即吐的一种疾病。噎是吞咽之时，哽噎不顺，食物哽噎而下；膈是胸膈阻塞，食物下咽即吐。噎可单独出现，是膈的前驱症状，而膈常由噎发展而成，临床常噎膈并称。噎膈的发生与脾胃功能失调密切相关，尤其是脾胃的阴阳平衡和升降机制（脾升胃降）。脾的阳气充足则能“左升”，意味着能够正常地将经过消化的食物精华向上输送到心肺等部位，同时也能使大肠、小便等下窍通畅，促进废物排出体外。胃的阴液充足，则能使“右降”，即胃气下降，有助于保持食管、口腔等上窍的通畅，使人能够顺利进食新的食物而不至于堵塞或不适。这种食物新旧交替的过程如果无阻滞，人体内的气化过程就能良好运行，维持正常的生理功能。噎膈的根本病因是阳衰土湿（脾阳不足、湿气内盛），导致中气虚败。中气虚败使得脾胃升降失常，肝肺气机失调，上下窍闭阻，下窍闭涩而不出，上窍阻塞而不纳。脾陷导致肝木不升，清气涩结而不出，表现为便结、溺癃。胃逆导致肺金不降，浊气郁塞而不纳，表现为食噎不下。

其治疗原则强调温中燥湿、降逆化痰，避免使用寒凉滋腻之品。苓桂半夏汤可温中燥湿、降逆化痰、疏肝理气，适用于噎膈及其相关症状（如胸膈滞塞、大便燥结、小便红涩等）。痰盛者加茯苓、橘皮行瘀浊，多用生姜汁。痰饮极旺者用瓜蒂散吐宿痰、下停饮。胸胁痛者加柴胡、鳖甲散结郁；若兼风木枯燥，加阿胶、当归滋木清风。大便燥结者加干姜、砂仁温中破滞；干涩难下者，重用肉苁蓉或白蜜滑肠。小便红涩者加猪苓汤泻湿燥土，配合桂枝、阿胶疏木清风。噎膈患者不宜使用地黄、牛乳等滋阴润燥之品，更忌用大黄等泻下药物，否则可能加重病情。

反胃根原

反胃者，阳衰土湿，下脘不开也。饮食容纳，赖于胃阴之降，水谷消磨，藉乎脾阳之升，中气健旺，则胃降而善纳，脾升而善磨，水谷化消，关门洞启，精华之上奉者，清空无滞，是以痰涎不生，渣滓之下达者，传送无阻，是以便溺不涩。

湿盛阳亏，中气虚败，戊土偏衰，则能消而不能受，己土偏弱，则能受而不能消。以阳含阴则性降，降则化阴而司受盛，故胃以阳土而主纳；阴含阳则气升，升则化阳而司消腐，故脾以阴土而主磨。阳性开，阴性闭，戊土善纳，则胃阳上盛而窍开；己土不磨，则脾阴下旺而窍闭。水谷善纳，上窍常开，所以能食；饮食不磨，下窍常闭，所以善吐。盖土性回运，气化无停，新故乘除，顷刻莫间。饮食不磨，势难久驻，下行无路，则逆而上涌，自然之理也。

其便结者，糟粕之传送无多也。隧窍闭涩，而渣滓有限，不能遽行，蓄积既久，而后破隘而下。下而又闭，闭而又下，零星断续，不相联属。及其迟日延时，传诸魄门，则粪粒坚硬，形如弹丸。缘大肠以燥金之府，而肺津化痰，不能下润，故燥涩而艰难也。

仲景《金匮》，于反胃呕吐，垂大半夏之法，补中降逆而润肠燥，反胃之圣方也。若与茯苓四逆合用，其效更神矣。

姜苓半夏汤

人参三钱	半夏三钱	干姜三钱	茯苓三钱
白蜜半杯			

河水扬之二百四十遍，煎大半杯，入白蜜，温服

反胃与噎膈同理，但上脘不闭耳。全以温中燥湿，降逆开结为主。土燥阳回，饮食消化，自然不吐。谷精下润，渣滓盛满，传送无阻，大便自易。

湿气渗泄，必由便溺，若肝气不能疏泄，加桂枝、阿胶，疏木清风。利水滑肠之法，依噎膈诸方，无有异也。

【释义】反胃的原因是阳衰土湿，这种状态会影响食物的正常下行和消化。正常的饮食摄入需要依靠胃阴的下降来实现，确保食物能够顺利进入胃中，并开始初步消化。食物的进一步消化与吸收则依赖于脾阳的上升，将经过初步消化的食物精华输送到全身各处。当中气（脾胃之气）健旺时胃气下降顺畅，有助于食物的摄取和初步消化；脾气上升有力，有助于食物的进一步消化和营养物质的吸收。精微物质能顺利上行滋养全身，不会产生痰涎，而糟粕也能顺利下行排出体外。

体内湿邪过重而阳气不足会导致中气虚弱。当胃（戊土）功能减弱时，虽然能够消化食物但不能有效地接受食物。当脾（己土）功能减弱时，则能接受食物但不能有效消化。胃的功能依赖于充足的阳气来保持开放状态，便于食物进入；

脾的功能则需要阴液的支持来确保消化过程顺畅。如果胃阳充足，食物可以顺利进入胃，表现为正常进食。若脾阴过旺，食物难以被充分消化并排出体外，可能导致呕吐现象。由于肠道津液不足，大肠干燥，导致糟粕传送困难，造成便秘。随着时间的推移，积聚的废物变得越来越硬，最终以小颗粒的形式排出。这是因为大肠属于燥金之腑，肺津转化为痰后无法滋润大肠，从而引起干燥和排便困难。

对于反胃的治疗，关键在于温中燥湿、降逆开结，通过增强脾胃功能，使土燥阳回，促进饮食消化，从而避免呕吐现象。针对反胃呕吐症状，《金匮要略》使用大半夏汤，此方具有补中益气、降逆止呕及润肠通便的作用，若与茯苓四逆汤合用则效果更好。姜苓半夏汤也主要用于治疗反胃，如果患者存在肝气郁结导致的疏泄不畅问题，可以在原方基础上加桂枝和阿胶。反胃与噎膈在病理上有相似之处，主要区别在于上脘是否闭塞。

消渴根原

消渴者，足厥阴之病也。厥阴风木与少阳相火，相为表里。风木之性，专欲疏泄，土湿脾陷，乙木遏抑，疏泄不遂，而强欲疏泄，则相火失其蛰藏。手少阳三焦以相火主令，足少阳胆从相火化气。手少阳陷于膀胱，故下病淋癃；足少阳逆于胸膈，故上病消渴。缘风火合邪，津血耗伤，是以燥渴也。

淋因肝脾之陷，消因胆胃之逆。脾陷而乙木不升，是以病淋；胃逆而甲木不降，是以病消。脾陷胃逆，二气不交，则消病于上而淋病于下。但是脾陷，则淋而不消；但是胃逆，则消而不淋。淋而不消者，水藏而木不能泄也；消而不淋者，木泄而水不能藏也。木不能泄，则肝气抑郁而生热，膀胱热涩，故溲便不通；水不能藏，则肾阳泄露而生寒，肾脏寒滑，故水泉不止。

肝木生于肾水而胎心火，火之热者，木之温气所化；木之温者，水之阳根所发。水主蛰藏，木主疏泄，木虚则遏抑子气于母家，故疏泄不行，而病淋涩；木旺则盗泄母气于子家，故蛰藏失政，而善溲溺。

《素问·气厥论》：心移寒于肺，肺消。肺消者，饮一溲二，死不治。此上下俱寒，上寒则少饮，下寒则多溲。饮一溲二，是精溺之各半也，是以必死。《金匮》：男子消渴，小便反多，饮一斗，小便一斗。此下寒上热，下寒则善溲，上热则善饮。饮一溲一，是溺多而精少也，则犹可治。渴欲饮水，小便不利者，是消淋之兼病者也。

肾气丸

地黄二两八钱	山萸一两四钱	山药一两四钱	丹皮一两
茯苓一两	泽泻一两	桂枝三钱五分	附子三钱五分

炼蜜丸，梧子大，酒下十五丸，日再服。不知，渐加

《金匮》：消渴，饮一斗，小便一斗，上伤燥热，下病湿寒，燥热在肝肺之经，湿寒在脾肾之脏。肾气丸，茯苓、泽泻，泻湿燥土，地黄、丹、桂，清风疏木，附子温肾水之寒，薯蓣[1]、山萸，敛肾精之泄，消渴之神方也。

肝主疏泄，木愈郁而愈欲泄，泄而不通，则小便不利，泄而失藏，则水泉不止。肾气丸能缩小便之太过，亦利小便之不通。《金匮》：小便一斗者主之，小便不利者亦主之，以其泻湿而燥土，清风而疏木也。

猪苓汤

猪苓三钱	茯苓三钱	泽泻三钱	滑石三钱，研
阿胶三钱			

煎大半杯，入阿胶，消化，温服

治上消下淋者。

上渴而下淋者，土湿木郁而生风燥。猪、茯、滑、泽，泻湿燥土，阿胶滋木清风，解渴通淋之良法也。

若木郁不能疏泄，宜加桂枝，以达木气。若消淋兼作而发热脉浮者，是土湿木郁而感风邪，当以五苓发其汗也。

桂附苓乌汤

茯苓三钱	泽泻三钱	桂枝三钱	干姜三钱
附子三钱	龙骨三钱，煅，研	牡蛎三钱，煅，研	首乌三钱，蒸

煎大半杯，温服

治饮一溲二者。

《素问》：饮一溲二，水寒土湿，木气疏泄，宜苓、泽泻湿燥土，姜、附暖水温中，桂枝、首乌达木荣肝，龙骨、牡蛎敛精摄溺。病之初起，可以救药，久则不治。

---

[1] 薯蓣：山药。

【释义】消渴是指以多饮、多食、多尿为主要表现的疾病，主要由肺、胃、肾功能失调所引起。黄元御将消渴看作足厥阴肝经疾病，肝属木，与少阳胆经相表里，两者与消渴存在密切联系。肝经风木倾向于疏泄，若脾土湿陷，则肝木受到抑制，不能正常疏泄。这种情况下肝木强行疏泄会导致少阳相火失去正常的蛰藏状态。手少阳三焦主相火，足少阳胆从相火化气，脾土下陷，肝木不升，则相火下陷于膀胱，导致淋病；足少阳胆经上逆则可能导致消渴。肝木的风邪与足少阳胆经的相火相结合，形成“风火合邪”，这种状态导致体内津液消耗，产生口渴等症状。

从淋病与消渴的病机差异上看，淋病是因为肝脾之气下降，肝木不能正常上升，疏泄失常，水液代谢出现障碍，导致小便不畅。消渴是因为胆胃功能逆乱，胆木不能正常下降，气机郁滞，化热伤津，导致上部消渴症状。当脾功能下降而胃功能正常时，只有淋病而无消渴；反之，当胃功能逆乱而脾功能正常时，则只有消渴而无淋病。如果仅有淋病而无消渴，说明肝木不能正常疏泄，导致小便不畅；如果仅有消渴而无淋病，则说明肾水不能正常贮藏，导致频尿不止。

肾气丸具有补肾固本、清热利湿的作用，适用于肾气不足引起的消渴症状。猪苓汤可利水渗湿、清热解毒，适用于治疗伴有口渴和排尿困难的消渴。桂附苓乌汤主要用于治疗饮水量多但尿量也多的消渴，有温阳利水的功效。这些方剂在实际应用中，应根据个人的具体情况进行加减。

颠狂根原

颠狂者，即惊悸之重病也。肝为木，其气风，其志怒，其声呼。心为火，其气热，其志喜，其声言。肺为金，其气燥，其志悲，其声哭。肾为水，其气寒，其志恐，其声呻。脾为土，其气湿，其志忧，其声歌。气之方升而未升则怒，已升则为喜，气之方降而未降则悲，已降则为恐。盖陷于重渊之下，志意幽沦，是以恐作。方其半陷，则凄凉而为悲，悲者，恐之先机也。升于九天之上，神气畅达，是以喜生。方其半升，则拂郁而为怒，怒者，喜之未遂也。

凡人一脏之气偏盛，则一脏之志偏见，而一脏之声偏发。颠病者，安静而多悲恐，肺肾之气旺也；狂病者，躁动而多喜怒，肝心之气旺也。肺肾为阴，肝心为阳，二十难曰：重阴者颠，重阳者狂，正此义也。而金水之阴旺，则因于阳明之湿寒；木火之阳盛，则因于太阴之湿热。缘胃土右降，金水所从而下行，湿则不降，金水右滞而生寒，金旺则其志悲，水旺则其志恐也。脾土左升，木火所从而上行，湿则不升，木火左郁而生热，木旺则其志怒，火旺则其志喜也。湿寒动则寝食皆废，悲恐俱作，面目黄瘦，腿膝清凉，身静而神迷，便坚而溺涩，此皆金水之旺也。湿热动则眠食皆善，喜怒兼生，面目红肥，臂肘温暖，身动而神慧，便调而水利，此皆木火之旺也。

颠缘于阴旺，狂缘于阳旺。阴阳相判，本不同气，而颠者历时而小狂，狂者积日而微颠。阳胜则狂生，阴复则颠作，胜复相乘而颠狂迭见，此其阴阳之俱偏者也。

苓甘姜附龙骨汤

半夏三钱	甘草二钱	干姜三钱	附子三钱
茯苓三钱	麦冬三钱，去心	龙骨三钱	牡蛎三钱
煎大半杯，温服			

有痰者，加蜀漆。

治颠病悲恐失正者。

丹皮柴胡犀角汤

丹皮三钱	柴胡三钱	犀角一钱，研汁	生地三钱
芍药三钱	茯苓三钱	甘草二钱，炙	
煎大半杯，温服			

有痰者，加蜀漆。

治狂病喜怒乖常者。

劳伤中气，土湿木郁，则生惊悸。湿旺痰生，迷其神智，喜怒悲恐，缘情而发，动而失节，乃病颠狂。颠狂之家，必有停痰。痰者，颠狂之标，湿者，颠狂之本。颠起于惊，狂生于悸，拔本塞原之法不在痰。若宿痰胶固，以瓜蒂散上下涌泄，令脏腑上下清空，然后燥土泻湿，以拔其本。

【释义】颠狂通常指的是精神异常的状态，类似于现代医学中的精神障碍类疾病。五行对应五志，肝木为怒，心火为喜，肺金为悲，肾水为恐，脾土为忧。情绪状态的变化与气的升降有关，气当升而不升则怒，已升则喜，当降而不降则悲，已降则恐。

颠狂分为颠病与狂病：颠病安静而多悲恐，与肺肾气旺有关；狂病躁动而多喜怒，与肝心气旺有关。在阴阳与脏腑的关系下，重阴者颠，肺肾属阴，湿寒动则悲恐俱作、面目黄瘦、腿膝清凉、身静而神迷、便坚而溺涩；重阳者狂，肝心属阳，湿热动则喜怒兼生、面目红肥、臂肘温暖、身动而神慧、便调而水利。

总之，颠病的病因是阴气过盛，阴盛则阳衰，导致精神抑郁、情感淡漠。狂病的病因是阳气过盛，阳盛则阴衰，导致精神亢奋、躁动不安。颠病患者在一定时间后可能会出现短暂的狂躁症状（小狂），这是因为阴盛至极，阳气被压抑后逐渐反弹，导致短暂的阳亢。狂病患者在一段时间后可能会出现短暂的抑郁症状。这是因为阳盛至极，阴气被消耗后逐渐恢复，导致短暂的阴盛。阴阳的盛衰交替导致颠病与狂病交替出现，这种交替现象说明患者的阴阳失衡较为严重，属于阴阳俱偏的状态。

劳伤中气、湿痰内生的病因病机可引发惊悸、颠狂。过度劳累或情志不调，损伤脾胃中气，导致脾虚湿盛，湿邪困脾，进而影响肝的疏泄功能，导致肝气郁滞。湿邪积聚，化为痰浊，痰迷心窍，扰乱神志，引发惊悸、喜怒悲恐等情志异常。痰是湿邪的产物，湿邪是痰生成的根源。因此，治疗颠狂不仅要化痰，更要祛湿。若痰湿胶固难化，可先用瓜蒂散（一种涌吐剂）上下分消，清除痰湿。痰湿清除后，再健脾燥湿、疏肝理气，苓甘姜附龙骨汤适用于颠病悲恐失常者，丹皮柴胡犀角汤适用于狂病喜怒乖常者，从根本上调理体质，防止复发。

痰饮根原

痰饮者，肺肾之病也，而根原于土湿。肺肾为痰饮之标，脾胃乃痰饮之本。盖肺主藏气，肺气清降则化水；肾主藏水，肾水温升则化气。阳衰土湿，则肺气壅滞，不能化水，肾水凝瘀，不能化气。气不化水，则郁蒸于上而为痰；水不化气，则停积于下而为饮。大凡阳虚土败，金水堙菀，无不有宿痰留饮之疾。

清道堵塞，肺气不布，由是壅嗽发喘，息短胸盛，眠食非旧，喜怒乖常。盖痰饮伏留，腐败壅阻，碍气血环周之路，格精神交济之关，诸病皆起，变化无恒，随其本气所亏而发，而总由脾阳之败。缘足太阴脾以湿土主令，手太阴肺从湿土化气，湿旺脾亏，水谷消迟，脾肺之气，郁而不宣，淫生痰涎。岁月增加，久而一身精气尽化败浊，微阳绝根，则人死矣。

高年之人，平素阳虚，一旦昏愦痰鸣，垂头闭目，二三日即死。此阳气败脱，痰证之无医者也。其余百病，未至于此。

悉宜燥土泻湿，绝其淫泆生化之源，去其瘀塞停滞之物，使之精气播宣，津液流畅，乃可扶衰起危，长生不死耳。

姜苓半夏汤			
茯苓三钱	泽泻三钱	甘草二钱	半夏三钱
橘皮三钱	生姜三钱		
煎大半杯，温服			

百病之生，悉由土湿，是以多有痰证，而鼓胀、噎膈、虚劳、吐衄、嗽喘、惊悸之家更甚。原因土湿阳虚，气滞津凝。法宜燥土泻湿，利气行郁，小半夏加茯苓、橘皮，是定法也。

在上之痰，半成湿热，在下之饮，纯属湿寒。上下殊方，温清异制，大要以温燥水土为主。上热者，加知母、石膏。下寒者，佐干姜、附子。痰之陈宿缠绵，胶固难行者，加枳实开之。饮之停瘀脏腑者，上在胸膈，用十枣汤泻其气分，下在脐腹，用猪苓汤泻于水道。流溢经络者，用五苓散泻之汗孔。上脘之痰，可从吐出，中脘之痰，可从便下，若经络之饮，非使之化气成津，泻于汗尿，别无去路也。一切痰饮，用瓜蒂散吐下之，功效最捷。续随子仁，驱逐痰饮，亦良物也。

【释义】痰饮的根本原因是脾胃功能失调，导致肺和肾的功能受到影响。肺主气，负责气的分布和水液的代谢；肾主水，负责水液的储存和转化。当脾阳虚胃土湿时，肺气无法正常分布水分，肾水也不能有效转化为气，导致痰饮的形成。

痰饮的治疗方法以燥土泻湿为主，即通过调节脾胃功能来消除痰饮的根源，使用姜苓半夏汤来温燥脾胃、利气行郁，促进津液的正常流通。上部痰热者可加入知母、石膏来清热；下部饮寒者可加入干姜、附子来温阳；陈旧顽固的痰饮，可以加入枳实来破气消痰；停留在脏腑的水饮，可根据位置的不同选用不同的方法来排除。老年人由于阳气虚弱，容易出现严重的痰饮症状，如昏迷、声音嘶哑等，往往预示着病情凶险。预防痰饮的关键在于保持脾胃功能的正常，避免饮食过量、过冷或过油腻的食物，治疗时应综合考虑患者的具体情况，采取辨证化的治疗方案。

咳嗽根原

咳嗽者，肺胃之病也。胃土右转，肺金顺下，雾气降洒，津液流通，是以无痰；呼吸安静，上下无阻，是以不嗽。胃土上逆，肺无降路，雾气堙塞，故痰涎淫生，呼吸壅碍，则咳嗽发作。其多作于秋冬者，风寒外闭，里气愈郁故也。

而胃之所以不降，全缘阳明之阳虚。太阴以己土而生湿，阳明从庚金而化燥。燥敌其湿，则胃降而脾升；湿夺其燥，则脾陷而胃逆。以燥为阳而湿为阴，阳性运而阴性滞，理自然也。

《素问·咳论》：其寒饮食入胃，从肺脉上至于肺则肺寒，肺寒则外内合邪，因而客之，则为肺咳。是咳嗽之证，因于胃逆而肺寒，故仲景治咳，必用干姜、细辛。

其燥热为嗽者，金燥而火炎也。手阳明以燥金主令，燥气旺则手太阴化气于庚金而不化气于湿土，一当胃逆胆升，刑以相火，则壅嗽生焉。然上虽燥热，而下则依旧湿寒也。盖肺胃顺降，则相火蛰藏而下温；肺胃逆升，则相火浮动而上热。上热则下寒，以其火升而不降也。缘足太阴之湿盛，则辛金从令而化湿，是生湿嗽；手阳明之燥盛，则戊土从令而化燥，是生燥咳。燥则上热，湿则下寒。究之，湿为本而燥为标，寒为原而热为委。悟先圣咳嗽之义，自得之矣。

姜苓五味细辛汤

茯苓三钱	甘草二钱	干姜三钱	半夏三钱
细辛三钱	五味一钱，研		

煎大半杯，温服

咳证缘土湿胃逆，肺金不降。气滞痰生，窍隧阻碍，呼吸不得顺布。稍感风寒，闭其皮毛，肺气愈郁，咳嗽必作。其肺家或有上热，而非脾肾湿寒，不成此病。岐伯之论，仲景之法，不可易也。

其甚者，则为齁喘，可加橘皮、杏仁，以利肺气。若肺郁生热，加麦冬、石膏，清其心肺。若胆火刑金，加芍药、贝母，以清胆肺。劳嗽吐血，加柏叶，以敛肺气。若感冒风寒，嚏喷流涕，头痛恶寒，加生姜、苏叶，以解表邪。

【释义】咳嗽是由肺和胃的功能失调所引起的。胃土应向下运行，肺金应顺行下降，这样可以保持呼吸顺畅和津液正常流通，故无痰不咳。如果胃土上逆，会导致肺金无法正常下降，津液无法正常流通，从而产生痰涎，阻碍呼吸，引发咳嗽。秋冬季咳嗽更频繁是因为此时外感风寒，导致体内气机更加郁闭。如果阳明之气不足，会导致胃气不能正常下降，从而影响消化系统和其他相关脏腑的功能。太阴脾土易生湿邪，而阳明胃土从庚金而易化燥。燥能克制湿，使得胃气下降、脾气上升，维持正常的消化功能。相反，若湿邪过重，则会抑制燥性，导致脾气下陷、胃气上逆。当手阳明大肠经（以燥金为主）的燥气过旺时，会导致与其相表里的手太阴肺经不从其本应转化的湿土之气，而是直接化为燥气。如果此时出现胃逆胆升，即胃气不降而胆火上升的情况，则会引发相火上炎，导致肺部燥热，形成所谓的“壅嗽”。这是因为在正常的生理状态下，肺和胃顺降能使相火藏于下焦并保持温暖；但如果肺胃逆升，则会使相火浮动，造成上焦热盛而下焦寒凉的现象。这种情况下的发热是由于火气上升而不降所致。足太阴脾经若湿气过重，辛金（肺）之气从令也会随之转化为湿，从而产生湿性咳嗽。相反，手阳明（大肠）燥气过重时，戊土之气也会转化为燥气，导致燥咳。虽然咳嗽表现为上焦燥热，但实际上其根本原因是下焦湿寒。湿为根本而燥为表象，寒为源头而热为其结果。因此，治疗时需要针对根本原因进行调理。

姜苓五味细辛汤适用于胃土上逆、肺寒导致的咳嗽，方中干姜、细辛温肺散寒，茯苓利湿，半夏（制）化痰，五味子敛肺止咳。如果咳嗽严重伴有哮喘，加入橘皮、杏仁降利肺气。若肺郁生热，可加入麦冬、石膏以清心肺之热。若胆火刑金，可加入芍药、贝母来清胆肺。如出现劳嗽吐血的症状，可加入柏叶来收敛肺气。对于感冒风寒引起的咳嗽，可加入生姜、紫苏叶来解表散寒。总而言之，治疗咳嗽时需考虑土湿胃逆和肺金不降的情况，同时关注是否伴有痰湿或燥热等因素。

肺痈根原

肺痈者，湿热之郁蒸也。阳衰土湿，肺胃不降，气滞痰生，胸膈瘀塞，湿郁为热，淫泆熏蒸，浊瘀臭败，腐而为脓。始萌尚可救药，脓成肺败则死。此缘湿旺肺郁，风闭皮毛，卫气收敛，营郁为热，热邪内闭，蒸其痰涎而化痈脓故也。

盖风中于表，则腠理疏泄而汗出；热蒸于里，则经阳遏闭而恶寒。卫阳外敛，呼气有出而不入；营阴内遏，吸气有入而不出。营卫不交，风热兼作，风邪外伤其皮毛。

皮毛者，肺之合也。湿土郁满，肺气不降，而风袭皮毛，泄其卫气。卫气愈泄而愈敛，皮毛始开而终闭，肺气壅塞，内外不得泄路，痞闷喘促，痰嗽弥增，口干咽燥，而不作渴。少饮汤水，则津液沸腾，多吐浊沫。热邪内伤其津血，津血与痰涎郁蒸，腐化脓秽，吐如米粥。久而肺脏溃烂，是以死也。

病生肺部，而根原于胃逆，其胸膈之痛，则是胆木之邪。以胃土不降，肺胆俱无下行之路，胆以甲木而化相火，甲木克戊土，则膈上作疼，相火刑辛金，则胸中生热。是宜并治其标本也。

苏叶橘甘桔汤

苏叶三钱	甘草二钱	桔梗三钱	杏仁三钱
茯苓三钱	贝母三钱	橘皮三钱	生姜三钱

煎大半杯，温服

胃逆胸满重，加半夏。

肺痈，胸膈湿热，郁蒸痰涎，而化痈脓。痰盛宜逐，脓成当泻。胶痰堵塞，以甘遂、葶苈之属驱之，脓血腐瘀，以丹皮、桃仁之类排之。

剧者用仲景二白散，吐下脓秽，以救脏真，胜于养痈遗害者也。

二白散

桔梗三分　　贝母三分　　巴豆一分，去皮，炒，研如脂

为末，饮服半钱匕，虚者减之

脓在膈上则吐，在膈下则泄。下多，饮冷水一杯，则止。

葶苈大枣泻肺汤

葶苈炒黄，研，弹子大　　大枣十二枚

水三杯，煮枣，取二杯，去枣，入葶苈，煮取一杯，顿服

脓未成则痰下，脓已成则脓下。

【释义】肺痈的根本原因是湿热蕴结。脾胃功能衰弱，导致肺胃气机不畅，痰湿内生。湿郁为热，热盛熏蒸，形成脓肿。脓肿初期可以通过药物控制，一旦脓肿形成则治疗难度大大增加。当风邪侵袭体表时会导致腠理疏泄，出现出汗的症状；而体内有热邪蒸腾时，则会使经脉中的阳气被遏止，导致恶寒现象。卫阳在外收敛，导致呼气时只能出不能入；营阴内遏，导致吸气时只能入不能出。营卫不交，导致风热同时发作。皮毛是肺的外合，风邪首先侵袭皮毛，进而影响到肺。湿土郁结，使肺气不能正常下降，再加上风邪侵袭皮毛，进一步泄耗卫气，造成卫气不断消耗且更加收敛，皮毛最终闭塞。这使得肺气堵塞，内外无法通达，从而引发痞闷、喘促、痰嗽等症状加重。患者口干咽燥但并不感到渴，少量饮水后津液反而沸腾，吐出大量黏稠唾沫。这是因为热邪损伤津血，津血与痰涎相互作用，形成脓秽物质，像米粥一样被咳出。长期如此会导致肺组织溃烂，病情严重者甚至危及生命。虽然病证发生在肺部，但其根源在于胃气上逆。胸膈疼痛的原因在于胆木之邪，因为胃土不降，肺胆之气没有下行的路径。胆以甲木生相火，甲木克制戊土（胃），导致膈上疼痛；相火不降而升，侵犯辛金（肺），则胸中发热。治疗时需要同时处理症状和病因，即不仅要缓解当前的症状，还需要从根本上调整胃气下降的问题，恢复肺、胆等脏腑的功能平衡。在使用峻烈药物时要格外小心，以免造成不良反应。苏叶橘甘桔汤主要用于治疗肺部湿热，方中包括紫苏叶、甘草、桔梗等药物，旨在清热化痰。若胃逆、胸满症状明显，可加入半夏以增强降逆化痰之力。对于痰多者，可考虑使用甘遂、葶苈等药物以帮助祛痰；对于脓肿形成者，可用牡丹皮、桃仁等活血化瘀。在严重情况下，可以使用二白散来催吐脓痰，或者使用葶苈大枣泻肺汤来帮助排脓。

四圣心源

卷六 杂病解中

腹痛根原

腹痛者，土湿而木贼之也。乙木升于己土，甲木降于戊土，肝脾左旋，胆胃右转，土气回运而木气条达，故不痛也。水寒土湿，脾气陷而胃气逆，肝胆郁遏，是以痛作。

盖乙木上升，是为枝叶，甲木下降，是为根本。脾陷则乙木之枝叶不能上发，横塞地下而克己土，故痛在少腹；胃逆则甲木之根本不能下培，盘郁地上而克戊土，故痛在心胸。肝胆之经，旁循胁肋，左右并行，而三阳之病，则外归于经，三阴之病，则内归于脏。以阴盛于内而阳盛于外，故痛在脏腑者，厥阴之邪，痛在胁肋者，少阳之邪也。至于中气颓败，木邪内侵，则不上不下，非左非右，而痛在当脐，更为剧也。

此其中间，有木郁而生风热者。肝以风木主令，胆从相火化气，下痛者，风多而热少，上痛者，热多而风少。而究其根原，总属湿寒。

若有水谷停瘀，当以温药下之，仲景大黄附子汤，最善之制也。若宿物留滞，而生郁热，则厚朴七物汤，是良法也。如其瘀血堙塞，气道梗阻，而生痛者，则以破结行瘀之品利之，桂枝茯苓丸、下瘀血汤，酌其寒热而选用焉。若无宿物，法宜培土疏木、温寒去湿之剂，大建中、附子粳米、乌头石脂三方，实诸痛证之准绳也。

姜苓桂枝汤

桂枝三钱	芍药三钱	甘草二钱	茯苓三钱
干姜三钱			

煎大半杯，温服

治脾肝下陷，痛在少腹者。

柴胡桂枝鳖甲汤

柴胡三钱	鳖甲三钱，醋炙	甘草二钱	桂枝三钱
半夏三钱	芍药三钱	茯苓三钱	

煎大半杯，温服

治胃胆上逆，痛在心胸者。

胃寒，加干姜、川椒、附子。

凡心腹疼痛，率因水寒土湿，木气郁冲所致。心腹痛剧欲死，四肢冰冷，唇口指甲青白者，宜姜、椒、附、桂，驱寒邪而达木郁，必重用苓、甘，泻湿培土，而缓其迫急，其痛自止。肝以风木主令，胆从相火化气，其间木郁风动，火郁热发，亦往往而有，而推其脾肾，无不湿寒之理。即有风热兼作，用芍药、柴、芩，以泻肝胆，而䗪脾肾之药，必宜温燥，此定法也。

肝主藏血，风动血耗，乙木枯槁，生意不遂，郁怒而贼脾土，则生疼痛。若血枯木燥，宜芍药、阿胶、归、地、首乌之类，以滋风木。木荣风退，即当减去，不可肆用，以败土气。

血郁痛作，或内在脏腑，或外在经络。其证肌肤甲错，两目黯黑，多怒而善忘。以肝窍于目，主藏血而华色，血瘀不能外华，故皮肤粗涩而黑黯也。宜用丹皮、桃仁，破其瘀血。若癥结难开，加䗪虫、虻虫之类行之。寻常血瘀，五灵脂、山羊血，功力亦良。

饮食停滞，土困木郁，以致作痛，用仲景温下之法，大黄、姜、附，泻其食水。剧者，少加巴霜一二厘，扩清陈宿，功效最捷。一切宿物壅阻，并宜此法。

【释义】腹痛是“土湿而木贼”的结果，脾土功能失调导致肝木之气过盛，肝木克脾土，进而引发腹痛。正常情况下，肝木应该上升于己土（脾），胆气甲木应该下降于戊土（胃），则气血调畅而不病。水寒土湿导致脾土受寒湿影响，脾胃升降功能失常，肝胆失其疏泄之功，郁遏而不能正常发挥其功能，导致腹痛。

从发作部位看，脾陷使得肝气不能正常上升，横塞地下而克脾，导致小腹部疼痛。胃气上逆，使胆气不能正常下降，盘郁地上而克胃，导致心胸部疼痛。肝胆经脉沿胁肋分布，而疼痛的位置则反映了肝胆的不同病变：外感三阳之病影响经络，疼痛出现在体表；内生三阴之病影响脏腑，疼痛出现在体内。中气衰弱，木邪内侵会导致疼痛不上不下、非左非右，而是集中在肚脐周围。疼痛在中间者，是因木郁而生风热所致，下痛者风多而热少，上痛者热多而风少，尽管疼痛部位不同，但腹痛的根本原因是湿寒。

在治疗方面，仲景大黄附子汤可温通腑气、行气止痛，适用于因寒邪凝滞引起的便秘、腹痛等症状。若水谷留滞，化生郁热，则以厚朴七物汤清胃肠积滞、清热解毒。瘀血阻滞造成气道不通，引发疼痛者，使用桂枝茯苓丸或下瘀血汤活血化瘀。大建中汤、附子粳米汤、乌头石脂汤适用于脾胃虚弱或寒湿引起的疼痛。姜苓桂枝汤由桂枝、芍药、甘草、茯苓、干姜组成，用于治疗脾肝下陷引起的少（小）腹疼痛。柴胡桂枝鳖甲汤用于治疗胃胆上逆引起的心胸疼痛，如果伴有胃寒可以加入干姜、川椒、附子等温热性药物，同时使用茯苓、甘草等中药健脾利湿。如有肝风内动或肝火旺盛者可以使用芍药、柴胡、黄芩等药物来平肝息风或清肝泻火。血瘀引起的疼痛，可采用牡丹皮、桃仁等活血化瘀药物，对于顽固性的瘀血可能需要更强效的药物，如水蛭、虻虫等。饮食停滞而致腹痛者，宜用温下的方法，如大黄、生姜、附子等，必要时可添加少量巴豆霜以增强效果。

腰痛根原

腰痛者，水寒而木郁也。木生于水，水暖木荣，生发而不郁塞，所以不痛。肾居脊骨七节之中，正在腰间，水寒不能生木，木陷于水，结塞盘郁，是以痛作。木者，水中之生意，水泉温暖，生意升腾，发于东方，是以木气根荄[1]下萌，正须温养，忽而水结冰澌，根本失荣，生气抑遏，则病腰痛。

腰者，水之所在，腹者，土之所居。土湿而木气不达，则痛在于腹；水寒而木气不生，则痛在于腰。然腰虽水位，而木郁作痛之原，则必兼土病。盖土居水火之中，火旺则土燥，水旺则土湿，太阴脾土之湿，水气之所移也。土燥则木达而阳升，土湿则木郁而阳陷。癸水既寒，脾土必湿，湿旺木郁，肝气必陷，陷而不已，坠于重渊，故腰痛作也。

色过而腰痛者，精亡而气泄也。精，阴也，而阴中之气，是谓阳根。纵欲伤精，阳根败泄，变温泉而为寒冷之渊，化火井而成冰雪之窟，此木枯土败之原，疼痛所由来也。缘阴阳生长之理，本自循环，木固生火，而火亦生木。少阴之火，升于九天之上者，木之子也；少阳之火，降于九地之下者，木之母也。其生于水者，实生于水中之火。水中之阳，四象之根也，《难经》所谓肾间动气，生气之原也。

桂枝姜附阿胶汤

茯苓三钱	桂枝三钱	甘草二钱	干姜三钱
附子三钱	阿胶三钱，炒，研		

煎大半杯，温服

【释义】腰痛的根源在于肾水和肝木之间的关系失调，并且涉及脾土的功能状态。腰痛的原因为“水寒而木郁”。当肾水因寒而不能正常滋养肝木时，就会导致气血流通不畅，从而引起腰部疼痛。脾土的功能也被视为腰痛的影响因素之一，脾属土，居腹，居水火之中，火旺则土燥而不病，水旺则土湿而患病，脾湿

[1] 根荄（gēn gāi）：植物的根。

会影响肝木的疏泄功能，肝气不升而反下陷，陷于深渊则腰痛。

此外，过度的性生活或长期的精神压力等会导致肾精亏损，进而影响到肾中阳气，使得肾中原本温暖的状态变得寒冷，进一步影响到肝气的正常运行。因此，疼痛的根本原因在于肾精亏虚，水不涵木，肝木枯槁；水不养土，脾土衰败。

奔豚根原

奔豚者，肾家之积也。平人君火上升而相火下蛰，火分君相，其实同气。君相皆蛰，则肾水不寒。火之下蛰，实赖土气，胃气右降，金水收藏，则二火沉潜而不飞扬。土败胃逆，二火不降，寒水渐冱[1]，阴气凝聚，久而坚实牢硬，结于少腹，是谓奔豚。《难经》：肾之积，曰奔豚是也。

水邪既聚，逢郁则发，奔腾逆上，势如惊豚，腹胁心胸诸病皆作，气冲咽喉，七窍火发，危困欲死，不可支也。及其气衰而还，诸证乃止。病势之凶，无如此甚。

然积则水邪而发则木气。其未发也，心下先悸，至其将发，则脐下悸作。以水寒木郁，则生振摇，枝叶不宁，则悸在心下；根本不安，则悸在脐间。脐上悸生者，是风木根摇，故发奔豚。

仲景《霍乱》：若脐上筑者，肾气动也。肾气者，风木摇撼之根，而论其发作，实是木邪。木邪一发，寒水上凌，木则克土，而水则刑火。火土双败，正气贼伤，此奔豚所以危剧也。

悸者，风木之郁冲，惊者，相火之浮宕。火不胜水，五行之常，所恃者，子土温燥，制伏阴邪，培植阳根，蛰于坎府，根本不拔，则胆壮而神谧。土湿阳衰，不能降蛰相火，阳根泄露，飘越无依，寒水下凝，阴邪无制，巨寇在侧，而身临败地，故动惕慌悬，迄无宁宇。凡惊悸一生，即为奔豚欲发之兆，不可忽也。

茯苓桂枝甘草大枣汤

茯苓一两	桂枝四钱	甘草二钱	大枣十五枚

甘澜水四杯，先煎茯苓，减二杯，入诸药，煎大半杯，温服，日三剂。

作甘澜水法：大盆置水，以勺扬之千百遍，令水珠散乱，千颗相逐，乃取用之

治汗后亡阳，脐下悸动，奔豚欲作者。

[1] 冱（hù）：冻结。

桂枝加桂汤

桂枝五钱	芍药三钱	甘草二钱	生姜三钱
大枣四枚			

煎大半杯，温服

治奔豚方作，气从少腹上冲心部者。

奔豚汤

甘草二钱	半夏四钱	芍药二钱	当归二钱
黄芩二钱	生姜四钱	芎䓖二钱	生葛五钱
甘李根白皮三钱			

煎大半杯，温服

治奔豚盛作，气上冲胸，头疼腹痛，往来寒热者。

奔豚之生，相火升泄，肾水下寒，不能生木。风木郁冲，相火愈逆，故七窍皆热。少阳经气，被阴邪郁迫，故有往来寒热之证。芎、归疏肝而滋风木，芩、芍泻胆而清相火，奔豚既发，风热上隆，法应先清其上。

龙珠膏

川椒五钱	附子五钱	乌头五钱	巴豆三钱，研，去油
桂枝五钱	茯苓八钱	牡蛎五钱	鳖甲五钱

芝麻油、黄丹熬膏，加麝香、阿魏，研细，布摊，贴病块

奔豚已结，气块坚硬，本属寒积。但阴邪已盛，稍服附子温下，寒邪不伏，奔豚必发，以邪深药微，非附子之过也。不治，则半年一载之间，必至殒命。此宜温燥脾胃，去其中焦湿寒。土燥阳回，力能制水，然后以此膏贴之。寒消块化，悉从大便而出，滑白粘联，状如凝脂。浊瘀后泄，少腹松软，重用附子暖水，然后乃受。

【释义】奔豚的病因主要为肾气不固，导致寒水凝聚形成积聚。当君火和相火都能正常下行时，肾水不会过于寒冷。火能够下行，依赖于脾胃土气的功能，脾胃功能正常时有助于金水的收藏，从而使体内君相之火得以沉潜而稳定。当土败胃逆时，君火和相火不能正常下行，肾水逐渐寒冷，阴气凝聚。这些阴寒之气凝聚在少腹部形成坚实的积块，这就是所谓的“奔豚”。

当体内水邪聚集到一定程度，再加上肝木郁滞而突然发作时，症状表现得像

小猪奔跑一样剧烈，可见腹部、胁肋和胸部不适，气可冲至咽喉，甚至影响到七窍。在奔豚发作前可能会先感到心下悸动，即将发作时，则可能感到脐下悸动，发作过后各种症状会暂时消失。脐上悸动的病机为肾气动，根源在于木邪发作，即风木郁滞，寒水上逆，木克土，水刑火，导致火土双败，病情危重。惊是相火（三焦之火）浮越不宁的表现，正常情况下火能制水，但若土湿阳衰，相火不能潜藏，导致阳根泄露，寒水下凝，阴邪无制。若脾土温燥，能制伏阴邪，培植阳根，则胆气壮而心神安宁。惊悸一旦发生，往往是奔豚即将发作的先兆，需引起重视。治疗奔豚病时应以疏肝、滋风木、泻胆、清相火为主要原则。茯苓桂枝甘草大枣汤适用于因汗后导致阳气丧失、脐下悸动的情况；桂枝加桂汤适用于奔豚初起、气从少腹上冲心部的症状。奔豚发作时风热上冲，应先清上焦之热，缓解症状。奔豚汤用于治疗奔豚症状严重、气上冲胸、伴有头痛腹痛以及寒热交替的情况：川芎、当归疏肝理气，滋养肝木；黄芩、白芍清泻胆火，平抑相火。奔豚病若已形成气块且坚硬，多属寒积所致，若仅用少量附子温下，寒邪难以伏降，奔豚症状仍会发作。针对这种情况首先需要通过温燥的方法调理脾胃，去除中焦湿寒，增强运化水湿的能力。龙珠膏是一种外用药膏，适用于已经形成的寒性积块，可以温通寒凝、消散积块。

瘕疝根原

瘕疝者，肾肝之积也。木生于水，水之为性，得阳和而冰泮[1]，遭阴肃而冻合，冰泮则木荣，冻合则木枯。肾水澌寒，木气菀[2]遏，臃肿结硬，根于少腹而盘于阴丸，是谓寒疝。

水凝则结而为内寒，木郁则发而为外热。内寒盛则牢坚而不出，外热作则奔突而不入，大小无常，动止莫测。病发则痛楚欲死，性命攸关，非细故也。

此肾肝之邪，而实原于任脉。《素问·骨空论》：任脉为病，男子内结七疝，女子带下瘕聚。任者，诸阴之统任，少阴厥阴之气，总原于任脉。肾中阳秘，则冰消冻释，任中无固结之邪；肾中阳泄，水寒木郁，阴气凝滞，乃成疝瘕带下之疾。肾性蛰藏，肝性疏泄，水气旺则结而为疝瘕，木气旺则流而为带下，无二理也。任为阴而督为阳，男则督旺，女则任旺，故男子之疝气犹少，而女子之瘕带最多。

---

[1] 泮（pàn）：融解。

[2] 菀：通“郁”。

法宜温水木之寒，散肾肝之结。结寒温散，瘕疝自消。仲景大乌头煎、乌头桂枝二方，乃此病之良法也。

肾囊偏坠者，谓之㿗疝，是肝木之郁陷，臃肿硬大，常出而不入者。其时时上下者，谓之狐疝，言如狐狸之出没无常也。

茱萸泽泻乌头桂枝汤

吴茱萸三钱，炮	泽泻三钱	乌头三钱，炮	桂枝三钱
芍药三钱	甘草二钱	生姜三钱	大枣四枚

煎大半杯，温服

仲景乌头桂枝汤，用乌头汤[1]一杯，桂枝汤半杯，合煎，取一杯，分五服。不知，再服。其知者，如醉状，得吐为中病。今加茱萸、泽泻，去其寒湿，以绝疝瘕之根。

其臃肿偏坠者，用此药汤热洗之，或用药末，盛袋中，热熨之，日作数次，令其囊消而止。

其狐疝之偏有大小，时时上下者，仲景用蜘蛛散，亦良。

蜘蛛散

蜘蛛十四枚，炒焦	桂枝五分

研末，取八分一匕，饮和，日再服。蜜丸亦可

【释义】瘕疝是由于肾和肝功能失调导致的一种积聚性疾病。肾水寒盛，肝木郁滞，导致水凝木枯。水凝则内寒结聚，木郁则外热发作。寒疝因寒邪凝结于少腹形成肿块，肿块可延伸至阴部，疼痛剧烈。当肾水冰冷冻结时，木气被压抑而不能正常生长，造成局部肿胀、硬化。然而，内寒严重时肿块牢固不动，外热发作时则会突然突出。如《素问·骨空论》所述，任脉的病变可以引起男子七疝和女子带下瘕聚。任脉统摄阴经，肾与肝的气源自任脉。肾主蛰藏，肝主疏泄，水气过盛则容易形成疝瘕，木气过盛则可能导致带下。若肾中阳气充足，则冰消冻释，不会形成固结之物；反之，肾阳不足则易致水寒木郁，导致瘕疝或带下等疾病。男性督脉之气旺盛，女性任脉之气旺盛，因此男性患疝气的情况较少，而女性更容易出现瘕带问题。治疗应着眼于温肾暖肝、散其积聚，如大乌头煎和乌头桂枝汤是治疗此类疾病的良方。㿗疝表现为阴囊偏坠、肿胀且常常突出不易回纳，由肝木之气郁滞引起。狐疝表现为肿块时有时无，如同狐狸出没般无常，这

[1] 乌头汤：指《金匮要略》大乌头煎。

类情况较为复杂。

对于其治疗，茱萸泽泻乌头桂枝汤具有温阳散寒的功效，用于治疗寒疝；乌头桂枝汤结合了乌头汤与桂枝汤之效，可缓解疼痛并治疗疝气，在此基础上添加吴茱萸和泽泻可增强祛湿散寒的效果；对于局部肿块突出明显的患者，可使用煎汤后的药物进行热敷或熏蒸以减轻症状。蜘蛛散用于症状时有时无的狐疝。

积聚根原

积聚者，气血之凝瘀也。血积为癥，气积为瘕。《金匮》：妇人宿有癥病，经断未及三月，而得漏下不止，胎动在脐上者，此为癥痼害，所以血不止者，其癥不去故也。缘瘀血癥聚，不在子宫，三月胎长，与癥痼相碍，故血阻而下，是癥病之为血也。《伤寒》：阳明病，若中寒，不能食，小便不利，手足濈然汗出，此欲作痼瘕，必大便初硬后溏。所以然者，以胃中冷，水谷不别故也。缘寒气凝结，水谷不消，则大便泄利，《难经》谓之大瘕泄，是瘕病之为气也。

癥瘕之病，多见寒热。以气血积聚，阳不外达，故内郁而发热；阴不内敛，故外束而恶寒。气统于肺，血藏于肝，气聚者，多下寒，血积者，多上热。盖离阴右降而化金水，及其成水，而又抱阳气，故下焦不寒。气聚则金水失其收藏，阳不下蛰，是以寒生。坎阳左升而化木火，及其成火，而又含阴精，故上焦不热。血积则木火失其生长，阴不上根，是以热作。

血性温暖而左升，至右降于金水，则化而为清凉。血之左积者，木之不温也；血之右积者，金之不凉也。气性清凉而右降，至左升于木火，则化而为温暖。气之右聚者，金之不清也；气之左聚者，木之不暖也。而溯其原本，总原于土。己土不升，则木陷而血积；戊土不降，则金逆而气聚。中气健运而金木旋转，积聚不生，癥瘕弗病也。

化坚丸

甘草二两	丹皮三两	橘皮三两	桃仁三两
杏仁三两	桂枝三两		

炼蜜、陈醋丸，酸枣大，米饮下三五丸，日二次

若癥瘕结硬难消，须用破坚化癖之品。内寒加巴豆、川椒，内热加芒硝、大黄。

积聚之病，不过气血。左积者，血多而气少，加鳖甲、牡蛎；右聚者，气多而血少，加枳实、厚朴。总之，气不得血则不行，血不得气则不运。气聚者，血无有不积，血积者，气无有不聚，但有微甚之分耳。其内在脏腑者，可以丸愈，外在经络者，以膏药消之。

化坚膏

归尾四钱	鳖甲八钱	巴豆四钱，研	黄连四钱
三棱四钱	莪术四钱	山甲一两二钱	筋余一钱

以上八味，用芝麻油一斤、净丹八两，熬膏。

硼砂四钱	硇砂四钱	阿魏六钱，炒，研	麝香二钱
人参四钱	三七四钱	山羊血四钱	肉桂四钱

以上八味，研细，入膏，火化，搅匀，稍冷，倾入水盆，浸二三日，罐收，狗皮摊。皮硝水热洗皮肤，令透，拭干，生姜（切）搽数十次，贴膏

一切癖块积聚，轻者一贴，重者两贴，全消。渐贴渐小，膏渐离皮，未消之处，则膏粘不脱。

忌一切发病诸物，惟猪、犬、鸭、凫、有鳞河鱼、菘、韭、米、面不忌。其余海味、鸡、羊、黄瓜，凡有宿根之物，皆忌。若无鳞鱼、天鹅肉、母猪、荞麦、马齿苋，则忌之终身。犯之，病根立发。若癖块重发，则不可救矣。

【释义】积聚由气血凝瘀而成，分为血积和气积。血积为癥，为有形肿块，位置固定，常见于妇科疾病；气积为瘕，气滞积聚，为无形肿块，位置游移，如胃肠功能障碍等，二者常相伴而生。

妇人癥病，怀孕后胎长与癥块相碍，导致漏下不止。瘕病由于阳明中寒，胃中寒盛，水谷不化，导致大便初硬后溏，形成瘕泄。癥瘕多见恶寒发热，因为气血积聚，阳气不外达，郁而化热（肝藏血，血积则木火不生，阴气不升，相火不降，导致上热）；阴气不内敛，外束而恶寒（肺主气，气聚则金水不藏，阳气不降，导致下寒）。血属阴，但其性温暖，左升于肝木，脾土不升，肝木下陷，导致血积；气属阳，但其性清凉，右降于肺金，胃土不降，肺金上逆，导致气聚。治疗时重在健运中气使金木（肺肝）旋转，气血调和，积聚不生。化坚丸用于治疗气血积聚的情况；化坚膏用于治疗体表的肿块或积聚。根据病情的不同，可以在本方的基础上加入不同的药材，如内寒时可以加入巴豆、川椒，内热时可以加入芒硝、大黄等。患者需要注意饮食禁忌，避免食用某些食物，以免病情加重或复发。

蛔虫根原

蛔虫者，厥阴肝木之病也。木郁则蠹生，肝郁则虫化。木以水为母而火为子，乙木升于己土，胎于癸水而生君火，水升而化清阳，是以火不上热；甲木降于戊土，胎于壬水而生相火，火降而化浊阴，是以水不下寒。肝升而胆降，火清而水暖，木气温畅，故蠹蛔不生，以其土运而木荣也。土湿脾陷，不能荣达肝木，子母分离，寒热不交。木以水火中气，堙于湿土，不得上下调济，由是寒热相逼，温气中郁，生意盘塞，腐蠹朽烂而蛔虫生焉。

凡物湿而得温，覆盖不发，则郁蒸而虫化，或热或寒，不能生也。故虫不生于寒冰热火之中，而独生于湿木者，以木得五行之温气也。温气中郁，下寒上热，故仲景乌梅丸方，连、柏与姜、附并用，所以清子气之上热，温母气之下寒也。不去中下之湿寒，而但事杀蛔，土败木枯，则蛔愈杀而生愈繁。此当温燥水土，以畅肝木，则蛔虫扫迹而去矣。医书杀虫之方，百试不效者也。

乌苓丸

乌梅百枚，米蒸，捣膏	人参二两	桂枝二两	干姜二两
附子二两	川椒二两，去目，炒	当归二两	茯苓三两

炼蜜同乌梅膏丸梧子大，每服三十丸，日二次

若虫积繁盛者，加大黄二两、巴霜二钱，下尽为佳。

蛔虫生化，原于土湿木郁，法以燥土疏木为主。线白虫证，是肝木陷于大肠，木郁不达，是以肛门作痒。虫生大肠之位，从庚金化形，故其色白。而木陷之根，总由土湿，当于燥土疏木之中，重用杏仁、橘皮，以泻大肠滞气，佐以升麻，升提手阳明经之坠陷也。

【释义】蛔虫病与肝木郁滞密切相关。脾土湿盛，肝木不升，子母分离(肝木与肾水失调)，寒热不交，导致下寒上热，蛔虫滋生。蛔虫生于湿木之中，湿而得温，郁蒸而虫化。虫不生于寒冰热火之中，独生于湿木，因木得五行之温气。治疗时应着重祛除中下焦的湿寒；疏解肝木郁滞，调和寒热；辅以杀虫药物。乌梅丸出自《伤寒论》，具有温脏安蛔、调和寒热的功效，虫积繁盛者加大黄、巴豆霜以攻下驱虫。线白虫证由于肝木郁滞、下陷大肠，导致肛门作痒，治疗时应祛除脾土湿盛、疏解肝木郁滞，可用杏仁、橘皮等药物泻大

肠滞气，用升麻升提手阳明大肠之气。另外，需注意饮食卫生，防止虫卵感染。

便坚根原

便坚者，手足阳明之病也。手阳明以燥金主令，足阳明从燥金化气，故手足阳明，其气皆燥。然手阳明，燥金也，戊土从令而化燥；足太阴，湿土也，辛金从令而化湿。土湿者，能化戊土而为湿，不能变庚金之燥；金燥者，能化辛金而为燥，不能变己土之湿。以从令者易化，而主令者难变也。故伤寒阳明之便结，肠胃之燥者也；反胃噎膈之便结，胃湿而肠燥者也。伤寒阳明之便结，肠胃之热燥者也；反胃噎膈之便结，胃之寒湿而肠之寒燥者也。

以阳主开，阴主阖[1]，阳盛则隧窍开通而便坚，阴盛则关门闭涩而便结。凡粪若羊矢者，皆阴盛而肠结，非关火旺也。盖肾司二便，而传送之职，则在庚金，疏泄之权，则在乙木。阴盛土湿，乙木郁陷，传送之窍既塞，疏泄之令不行。大肠以燥金之腑，闭涩不开，是以糟粕零下而不粘联，道路梗阻而不滑利，积日延久，约而为丸。其色黑而不黄者，水气旺而土气衰也。此证仲景谓之脾约，脾约者，阳衰湿盛，脾气郁结，不能腐化水谷，使渣滓顺下于大肠也。误用清润之剂，脾阳愈败，则祸变生矣。

阿胶麻仁汤

生地三钱　当归三钱　阿胶三钱，研　麻仁三钱，研

煎一杯，去渣，入阿胶，火化，温服

治阳盛土燥，大便坚硬者。

结甚，加白蜜半杯。胃热，加芒硝、大黄。精液枯槁，加天冬、龟胶。

肉苁蓉汤

肉苁蓉三钱　麻仁三钱　茯苓三钱　半夏三钱

甘草二钱　桂枝三钱

煎一杯，温服

[1] 阖：同“合”。

治阳衰土湿，粪如羊矢者。

凡内伤杂病，粪若羊矢，结涩难下，甚或半月一行，虽系肝与大肠之燥，而根缘土湿。以脾不消磨，谷精堙郁而化痰涎，肝肠失滋，郁陷而生风燥故也。法宜肉苁蓉滋肝润肠，以滑大便。一切硝、黄、归、地、阿胶、龟板、天冬之类，寒胃滑肠，切不可用。

【释义】手阳明大肠经以燥金为主令，而足阳明胃经则从燥金化气，因此两者皆表现为燥性。然而，足太阴脾经属湿土，辛金（肺）受其影响变得湿润。这意味着从令者容易发生变化，而主令者较难改变。肾主司二便，大肠负责传送糟粕，肝负责疏泄。当阴盛土湿，肝木郁陷，传送通道堵塞，疏泄功能失调，导致大肠闭塞不畅，粪便排出困难。仲景所说脾约是指阳虚湿盛，脾气郁结，无法有效腐化水谷，使糟粕顺利进入大肠。这种情况下的便秘表现为黑色而非黄色的粪便，表明水气旺盛而土气衰弱。对于脾约证应避免使用清凉药物，否则会进一步损伤脾阳，导致病情恶化。相反，应该采取温阳健脾的方法改善脾土功能，如附子理中丸或苓桂术甘汤等，促进水谷的正常消化和排泄。阿胶麻仁汤适用于阳气过盛导致的土燥，表现为大便坚硬。肉苁蓉汤适用于阳气不足、土湿所致便秘，表现为粪便如羊屎状。在使用药物治疗时应当根据个人体质调整方剂，并避免使用可能对胃肠产生负面影响的药物，如寒凉滑肠药。

泄利根原

泄利者，肝脾之陷下也。谷入于胃，脾阳升磨，精华归于五脏而化气血，糟粕传于大肠而为大便。水入于胃，脾阳消克，化为雾气，上归于肺，肺气降洒，化而为水，注于膀胱而为小便。水入膀胱而不入大肠，而后糟粕之后传者，不至于滑泄。水之消化，较难于谷，阳衰土湿，脾阳陷败，不能蒸水化气，则水谷混合，下趋二肠，而为泄利。

谷贮于大肠，水渗于膀胱，而其疏泄之权，则在于肝。今水入二肠而不入膀胱，则乙木疏泄之令不行于膀胱而行于大肠，是以泄而不藏也。盖木生于水而长于土，水寒则生气不旺，而湿土郁陷，又复遏其发育之机，生长之意不遂，怒而生风，愈欲疏泄。膀胱空虚，既无可泄之物，大肠盈满，水谷停积，故乙木后泄而为下利。缘木气抑遏，郁极而发，为湿土所限，不能上达，势必下行，行则水谷摧注而下故也。其发之过激，冲突脏腑，则生疼痛。奔冲抵触，而不得上达，盘郁结塞，则生胀满。其一切诸症，皆缘土败而木贼也。

苓蔻人参汤

人参二钱	甘草二钱	白术三钱	干姜三钱
茯苓三钱	肉蔻一钱，煨，研	桂枝三钱	
煎大半杯，温服			

大便寒滑不收，小便热涩不利，加石脂以固大肠，粳米以通水道。

泄利缘肠胃寒滑，法以仲景理中为主，而加茯苓燥土，肉蔻敛肠，桂枝疏木，泄利自止。若滑泄不禁，则用桃花汤，干姜温其湿寒，石脂固其滑脱，粳米益其中气而通水道，无有不愈也。

泄利之原，率因脾肾寒湿，法宜温燥。间有木郁而生风热者，投以温燥，泄利愈加。然乙木虽为风热，而己土则是湿寒，宜清润其肝而温燥其脾。仲景乌梅丸方，连、柏与椒、姜、桂、附并用，治蛔厥而兼久利，最善之方也。

《伤寒》：太阳与少阳合病，自下利者，与黄芩汤。若呕者，与黄芩半夏生姜汤。以少阳甲木从相火化气，其经本随阳明下降，甲木不降，上逆而克戊土，戊土壅遏，水谷盛满莫容，于是吐利皆作。胆胃郁迫，相火升炎而生燥热，此黄芩汤证也。《伤寒》：厥阴之为病，消渴，气上冲心，心中疼热，饥而不欲食，食则吐蛔，下之利不止。缘厥阴之经，木郁风动，津液耗损，故见消渴。风木郁冲，故心中疼热。下泄脾阳，乙木愈郁，己土被贼，故下利不止，此乌梅丸证也。少阳之利，但有上热，故第[1]用芩、芍以清胆火；厥阴之利，兼有下寒，故以连、柏清上，而并以姜、附温下。此虽伤寒之病，而亦杂证所时有，凡泄利之不受温燥者，皆此证也。杂证湿寒者多，燥热者少，千百之中，偶尔见之，不得与伤寒少阳之利同法治也。

泄利之家，肝脾下陷，则肺胃必上逆。胃逆不能降摄甲木，肺逆不能收敛相火，相火上炎，多生上热。久泄不已，相火郁升，往往喉舌生疮。疮愈则利作，利止则疮发。口疮者，胆胃之逆甚，下利者，肝脾之陷剧也，迭为盛衰，累年不愈。是宜温燥水土，驱其湿寒，下利既瘳，口疮亦平。庸工见其口疮而清上热，则脾阳益泄，利愈加而疮愈增矣。

【释义】泄利是指肝脾功能失常导致的腹泻症状。正常情况下食物进入胃中后，由脾阳进行消化吸收，营养物质输送到五脏转化为气血，而食物残渣则通过大肠排出体外。水液入胃经脾阳吸收后上行至肺，再由肺气下降转化成水，注入膀胱成为尿液。而这一过程离不开肝的疏泄功能。当阳衰土湿、脾阳虚衰时，则不能蒸

[1] 第：但。

水化气，水谷混合，趋于大小肠，则可见泄利。木生于水而长于土，水寒影响到肝木，会导致其升发之力减弱，欲郁则欲疏，肝脏通过强行增强疏泄之力来应对这种抑制，但由于膀胱空虚无物可泄，而大肠充满水谷，因此多余的水分通过大肠排出，造成下利。同时，肝脏的过度疏泄之力，可引起疼痛；若积聚在某处，则可能产生胀满感。因此，泄利的根本原因在于脾胃虚弱，无法有效运化水湿，加上肝脏功能失调，进而引发一系列症状。苓蔻人参汤适用于脾虚引起的泄利，方中人参、白术、干姜等药物具有温中健脾的作用，对于泄利严重、大便寒滑的情况，可以在苓蔻人参汤的基础上加入赤石脂以巩固肠道、粳米以促进水分排泄。而桃花汤适用于严重泄利情况，方中干姜、赤石脂等药物可以温暖脾胃、固涩止泻。当出现太阳与少阳合病伴有下利的情况时，使用黄芩汤治疗由于胆胃郁迫、相火上升导致的燥热下利；如果患者同时有呕吐症状，则应使用黄芩半夏生姜汤，因为少阳属胆，其气化特性为相火，若甲木（胆）不降反升，克制戊土（胃），会导致胃功能受阻(胃不降反升)，引起吐利等症状。乌梅丸用于治疗这种由木郁风动引起的下利不止情况，因为脾阳受损，乙木（肝）更加郁结，己土被侵犯，所以会出现持续性腹泻。少阳病证的腹泻主要表现为上部热盛，因此治疗时仅需使用黄芩等药物清胆火即可；而厥阴病证的腹泻则同时存在下部寒盛的情况，需要采用黄连、黄柏以清除上部热证，并用干姜、附子温补以祛下部之寒。长期泄利可能导致肺胃上逆，进一步影响甲木（胆）和相火的正常下降，从而引发口疮等问题。应通过温燥脾肾法驱除体内的湿寒，而不是简单的清热解毒，否则可能会加重病情。

痢疾根原

痢疾者，庚金乙木之郁陷也。金主气而木主血，金生于土，木生于水，水温土燥，则金融而气调，木荣而血畅。水寒土湿，不能升庚金而达乙木，则金木俱陷。

魄门者，肾之所司，而阳明燥金之府也。金性敛而木性泄，其出而不至于遗矢者，庚金敛之也；其藏而不至于闭结者，乙木泄之也。湿土与金木俱陷，则金愈郁而愈欲敛，木愈郁而愈欲泄。金愈欲敛，故气滞而不通，木愈欲泄，故血脱而不藏。

木气疏泄，而金强敛之，隧路梗阻，传送艰难，是以便数而不利。金气凝涩，而木强泄之，滞气缠绵，逼迫而下，血液脂膏，剥蚀摧伤，是以肠胃痛切，脓血不止。其滑白而晶莹者，金色之下泄，其后重而腥秽者，金气之脱陷也。久而膏血伤残，脏腑溃败，则绝命而死矣。

此其病湿寒为本，而湿热为标。病在少阴，则始终皆寒，病在厥阴，则中变为热。故仲景于少阴脓血用桃花汤，于厥阴下重用白头翁汤。缘水病则生寒，木病则生热，而寒热之原，总归于太阴之湿。盖土湿而水侮之，则郁而为湿寒，土湿而木克之，则郁而为湿热之故也。

桂枝苁蓉汤

甘草二钱	桂枝三钱	芍药三钱	丹皮三钱
茯苓三钱	泽泻三钱	橘皮三钱	肉苁蓉三钱
煎大半杯，温服			

湿寒加干姜，湿热加黄芩，后重加升麻。

痢家肝脾湿陷，脂血郁腐，法当燥湿疏木，而以苁蓉滋肝滑肠，尽行腐瘀为善。若结涩难下，须用重剂苁蓉，荡涤陈宿，使滞开痢止，然后调其肝脾。其脾肾寒湿，则用桃花汤温燥己土。其木郁生热，则用白头翁凉泻肝脾，湿热自当应药而瘳也。

【释义】这是对痢疾病因、病机及相关症状的阐述。

痢疾是由于肝肺功能失调所致。肺金主气，肝木主血，肺金由脾土生，肝木由肾水生。正常情况下，水温土燥，金气融和，气能调畅，木气能荣，血能通畅。但如果水寒土湿，就无法使肺金上升、肝木畅达，导致金木之气下陷。

魄门（肛门）由肾主管，也是阳明燥金之府。金性收敛，木性疏泄。正常时，金气收敛使大便不致失禁，木气疏泄使大便不致闭结。但当湿土与金木之气都下陷时，金气愈发郁结就更想收敛，木气愈发郁结就更想疏泄。金气欲敛，导致气滞不通，出现便数而不利的症状；木气欲泄，致使血脱不藏，出现血液脂膏剥蚀摧伤，肠胃痛切，脓血不止。大便滑白晶莹是金气下泄，后重腥秽是金气脱陷。若病情久了，膏血伤残，脏腑溃败，就会危及生命。

痢疾以湿寒为本，湿热为标。病在少阴（肾），则始终表现为寒证；病在厥阴（肝），则中途会变为热证。因为肾（水）病会生寒，肝（木）病会生热，而寒热的根源，都在于太阴（脾）之湿。土湿则水会乘侮，郁而成为湿寒；土湿则木会克伐，郁而成为湿热。所以仲景对于少阴病出现脓血，用桃花汤治疗；对于厥阴病出现里急后重，用白头翁汤治疗。桃花汤能温化湿寒、固涩止泻，白头翁汤具有清热解毒、凉血止痢的作用。

淋沥根原

淋沥者，乙木之陷于壬水也。膀胱为太阳寒水之府，少阳相火随太阳而下行，络膀胱而约下焦，实则闭癃，虚则遗溺。相火在下，逢水则藏，遇木则泄。癸水藏之，故泄而不至于遗溺；乙木泄之，故藏而不至于闭癃，此水道所以调也。

水之能藏，赖戊土之降，降则气聚也；木之能泄，赖己土之升，升则气达也。胃逆而水不能藏，是以遗溺；脾陷而木不能泄，是以闭癃。淋者，藏不能藏，既病遗溺，泄不能泄，又苦闭癃。

水欲藏而木泄之，故频数而不收；木欲泄而水藏之，故梗涩而不利。木欲泄而不能泄，则溲溺不通；水欲藏而不能藏，则精血不秘。缘木不能泄，生气幽郁而为热，溲溺所以结涩；水不能藏，阳根泄露而生寒，精血所以流溢。

而其寒热之机，悉由于太阴之湿。湿则土陷而木遏，疏泄不行，淋痢皆作。淋痢一理，悉由木陷，乙木后郁于谷道则为痢，前郁于水府则为淋。其法总宜燥土疏木，土燥而木达，则疏泄之令畅矣。

桂枝苓泽汤

茯苓三钱	泽泻三钱	甘草三钱，生	桂枝三钱
芍药三钱			
煎大半杯，热服			

肝燥发渴，加阿胶。

脾为湿土，凡病则湿，肝为风木，凡病则燥。淋家土湿脾陷，抑遏乙木发生之气，疏泄不畅，故病淋涩。木郁风动，津液耗损，必生消渴。其脾土全是湿邪，而其肝木则属风燥。血藏于肝，风动则血消，此木燥之原也。苓、泽、甘草培土而泻湿，桂枝、芍药疏木而清风，此是定法。土愈湿则木愈燥，若风木枯燥之至，芍药不能清润，必用阿胶。仲景猪苓汤善利小便，茯苓、猪苓、泽泻、滑石利水而泻湿，阿胶清风而润燥也。

水性蛰藏，木性疏泄。乙木生于癸水，相火封藏，癸水温暖，温气左升，则化乙木，生气畅茂，乙木发达，疏泄之令既遂，则水道清通而相火必秘。土陷木遏，疏泄不遂，而愈欲疏泄，则相火泄露而膀胱热涩。膀胱之热涩者，风木相火之双陷于膀胱也。足少阳甲木化气于相火，与手少阳三焦并温水脏。手少阳之相火泄，则下陷于膀胱而病淋；足少阳之相火泄，则上逆于胸膈而病消。其原总由于乙木之郁也。膀胱热涩之极者，加栀子、黄柏，以清三焦之陷，则水府清矣。

乙木之温，生化君火，木郁阳陷，温气抑遏，合之膀胱沦陷之相火，故生下热。然热在肝与膀胱，而脾则是湿，肾则是寒。寒水侮土，移于脾宫，则脾不但湿，而亦且病寒。其肝与膀胱之热，不得不清，而脾土湿寒，则宜温燥，是宜并用干姜，以温己土。若过清肝热，而败脾阳，则木火增其陷泄，膀胱热涩，永无止期矣。惟温肾之药，不宜早用，恐助膀胱之热。若膀胱热退，则宜附子暖水，以补肝木发生之根也。

肾主藏精，肝主藏血，木欲疏泄，而水莫蛰藏，则精血皆下。其精液流溢，宜薯蓣、山茱以敛之。其血块注泄，宜丹皮、桃仁以行之。

淋家或下沙石，或下白物。砂石者，膀胱热癃，溲溺煎熬所结。水曰润下，润下作咸，溲溺之咸者，水之润下而成也。百川下流，则归于海，海水熬炼，则结盐块。膀胱即人身之海，沙石即海水之盐也。

白物者，脾肺湿淫所化。湿旺津凝，则生痰涎，在脾则克其所胜，在肺则传其所生，皆入膀胱。膀胱湿盛，而下无泄窍，湿气淫泆，化为带浊。白物粘联，成块而下，即带浊之凝聚者也。与脾肺生痰，其理相同。淋家下见白物，上必多痰。泻湿宜重用苓、泽，若其痰多，用仲景小半夏加茯苓、橘皮以泻之。

女子带浊崩漏，与男子白浊血淋同理，皆湿旺木郁之证。内伤百病，大率由于土湿，往往兼病淋涩，而鼓胀、噎膈、消渴、黄疸之家更甚。是缘阳虚土败，金木双郁。燥土温中，辅以清金疏木之品，淋涩自开。庸工见其下热，乃以大黄，益败脾阳，谬妄极矣！淋家下热之至，但有栀子、黄柏证，无有大黄、芒硝证，其热不在脾胃也。

一切带浊、崩漏、鼓胀、黄疸，凡是小便淋涩，悉宜熏法。用土茯苓、茵陈蒿、栀子、泽泻、桂枝，研末布包，热熨小腹，外以手炉烘之，热气透彻，小便即行，最妙之法。

【释义】淋病的根本原因在于肝的功能失调，导致气机下降并陷于壬水，影响膀胱的功能。膀胱为太阳寒水之府，少阳相火随太阳经下行并与膀胱相连，调节下焦的闭合功能。如果相火过盛则会导致癃闭，相火不足则会导致遗溺。正常情况下癸水（肾水）能够藏相火，防止其过度泄出；乙木（肝木）能够泄相火，防止其过度藏匿，这种平衡使得水道得以调和，则排尿功能正常。胃土（戊土）的下降有助于聚集气机，使癸水能够藏住相火。脾土（己土）上升则气机畅通，使乙木能够泄出相火。

在病理变化上，胃气上逆导致水不能藏，表现为遗溺；脾气下陷导致木不能泄，表现为闭癃。如果水欲藏而木泄之，则会出现尿频数但难以控制的情况。如果木欲泄而水藏之，则会出现尿梗涩且排尿不畅的症状。另外，木不能泄会导致气机郁结生热，从而引起排尿困难。水不能藏会导致阳根泄露生寒，导致精血流失。所有寒热变化的根源都归结于太阴湿土，湿气过重会导致脾气下陷、肝气受阻，疏泄功能失调，从而引发淋病和痢疾。

桂枝苓泽汤适用于脾土湿气重、肝木风燥的情况。脾属湿土，患病时常伴有湿邪；肝属风木，患病时则易出现燥象。当脾土湿气过重导致乙木疏泄不畅时，可能会出现尿路不适或尿频尿急等淋涩症状。同时，由于木郁风动，津液耗损，也可能引发消渴症状。在治疗上，茯苓、泽泻和甘草培土去湿，桂枝和芍药疏肝清风。膀胱热涩至极可加栀子、黄柏以清三焦之热；脾土湿寒宜用干姜温燥；若精液流溢可加薯蓣（山药）、山茱萸收敛；血块注泄可加牡丹皮、桃仁行血。

膀胱作为贮存尿液的器官，当膀胱热盛尿液浓缩形成结晶，即所谓的“沙石”。白浊则与脾肺湿气过重有关，湿旺津凝，则生痰涎，在脾土则克其所胜（肾水），在肺金则传其所生（肾水），最终影响到膀胱，造成湿气过盛而无法正常排出，出现白浊。治疗时应着重使用茯苓、泽泻祛湿，可以考虑使用仲景小半夏汤加茯苓、橘皮等药物进行调理。女性带浊、崩漏以及男性的白浊血淋都是由体内湿气过重、木郁不畅引起。内伤疾病多数情况下是由土湿引起，常常伴随有淋涩的症状，尤其在鼓胀、噎膈、消渴、黄疸等病证中土湿更为明显。这类情况主要是因为阳虚土败，金木双郁所致，治疗上应采用燥土温中的方法，并辅以清金疏木的药物。对于下焦热象明显的淋证，不应该使用大黄等寒凉药物。淋家下热有栀子、黄柏证，而无大便秘结的大黄或芒硝证时，其热不在脾胃。

四圣心源

卷七

杂病解下

中风根原

中风者，土湿阳衰，四肢失秉，而外感风邪者也。四肢，诸阳之本，营卫之所起止，而追其根原，实秉气于脾胃。脾土左旋，水升而化血，胃土右转，火降而化气。血藏于肝，气统于肺，而行于经络，则曰营卫。四肢之轻健而柔和者，营卫之滋荣，而即脾胃之灌注也。

阳亏土湿，中气不能四达，四肢经络，凝涩不运，卫气阻梗，则生麻木。麻木者，肺气之郁，肺主皮毛，卫气郁遏，不能煦濡皮毛，故皮肤枯槁而顽废也。诸筋者，司于肝而会于节，土湿木郁，风动血耗，筋脉结涩，故肢节枯硬。一日[1]七情郁伤，八风感袭，闭其皮毛而郁其经脏，经络之燥盛，则筋脉急挛，肢节拳缩，屈而不伸，痹而不仁也；脏腑之湿盛，则化生败浊，堵塞清道，神迷言拙，顽昧不灵也。人身之气，愈郁则愈盛，皮毛被感，孔窍不开，郁其筋节之燥，故成瘫痪，郁其心肺之湿，故作痴瘖。

脏腑者，肢节之根本，肢节者，脏腑之枝叶。根本既拔，枝叶必瘁，非尽关风邪之为害也。风者，百病之长，变无常态，实以病家本气之不一，因人而变，而风未尝变。风无刻而不扬，人有时而病作，风同而人异也。此与外感风伤卫气之风，原无悬殊，粗工不解，谬分西北东南，真假是非之名，以误千古，良可伤也。

桂枝乌苓汤

桂枝三钱	芍药三钱	甘草二钱	首乌三钱
茯苓三钱	砂仁一钱		
煎大半杯，温服			

治左半偏枯者。

中下寒，加干姜、附子。

黄芪姜苓汤

黄芪三钱	人参三钱	甘草二钱	茯苓三钱
半夏三钱	生姜三钱		
煎大半杯，温服			

[1] 一日：一旦。

治右半偏枯者。

中下寒，加干姜、附子。病重者，黄芪、生姜可用一二两。

中风之证，因于土湿，土湿之故，原于水寒。寒水侮土，土败不能行气于四肢，一当七情内伤，八风外袭，则病中风。

肝藏血而左升，肺藏气而右降。气分偏虚，则病于右，血分偏虚，则病于左，随其所虚而病枯槁，故曰偏枯。左半偏枯，应病在足大指，足厥阴肝经行于足大指也，若手大指亦病拳曲，则是血中之气滞也。右半偏枯，应病在手大指，手太阴肺经行于手大指也，若足大指亦病拳曲，则是气中之血枯也。究之左右偏枯，足大指无不病者，以足太阴脾行足大指，太阴脾土之湿，乃左右偏枯之原也。

土湿则肾水必寒，其中亦有湿郁而生热者，然热在上而不在下，热在肝胆而不在脾肾，而肝胆之燥热，究不及脾肾寒湿者之多，总宜温燥水土，以达肝木之郁。风袭于表，郁其肝木，木郁风生，耗伤津血，故病挛缩。木达风息，血复筋柔，则挛缩自伸。其血枯筋燥，未尝不宜阿胶、首乌之类，要当适可而止，过用则滋湿而败脾阳，不可不慎。

风家肢节挛缩，莫妙于熨法。右半偏枯，用黄芪、茯苓、生姜、附子，左半偏枯，用首乌、茯苓、桂枝、附子，研末布包，热熨病处关节。药气透彻，则寒湿消散，筋脉和柔，拳曲自松。药用布巾缚住，外以火炉温之。三四次后，气味稍减，另易新者。久而经络温畅，发出臭汗一身，气息非常，胶黏如饴，则肢体活软，屈伸如意矣。

其神迷不清者，胃土之逆也；其舌强不语者，脾土之陷也。以胃土上逆，浊气郁蒸，化生痰涎，心窍迷塞，故昏愦不知人事；脾土下陷，筋脉紧急，牵引舌本，短缩不舒，故謇涩不能言语。此总由湿气之盛也。仲景《金匮》：邪入于腑，即不识人，邪入于脏，舌即难言者，风邪外袭，郁其脏腑之气，非风邪之内入于脏腑也。一切羌、独、艽、防驱风之法，皆庸工之妄作，切不可服！惟经脏病轻，但是鼻口偏斜，可以解表。用茯苓、桂枝、甘草、生姜、浮萍，略取微汗，偏斜即止。

其大便结燥，缘于风动血耗，而风动之由，则因土湿而木郁。法宜阿胶、苁蓉，清风润燥，以滑大肠。结甚者，重用苁蓉，滋其枯槁。龟板、地黄、天冬之类，滋湿伐阳，慎不可用，中气一败，则大事去矣。庸工至用大黄，可恨之极！

其痰涎胶塞，迷惑不清者，用葶苈散下之，痰去则神清。

葶苈散

葶苈三钱	白芥子三钱	甘遂一钱
研细，每服五分		

宿痰即从便下。

【释义】中风的发生与多种因素有关，包括内在的体质和外在的环境因素。内因在于土湿阳衰，脾土功能减弱，导致体内阳气不足，四肢失去正常的气血供养。外因在于风邪侵入人体，邪中脏腑经络导致中风偏枯。从临床表现看，中风之麻木为肺气受阻，不能滋润皮毛，导致皮肤干燥、失去知觉；肝气郁滞，风动血耗，导致肌肉关节僵硬；经络燥盛，导致筋脉紧张收缩，肢体蜷缩不展；脏腑湿气过重，产生败浊物质，堵塞清窍，影响精神状态。

脾土湿盛，肾水寒凝，导致肝木郁滞。肝木郁滞化热，但热在上焦肝胆，而非下焦脾肾，因此治疗时宜温燥水土，通达肝木之郁滞。风邪外袭，郁遏肝木，耗伤津血，导致筋脉挛缩。筋脉挛缩使用阿胶、何首乌等药物养血润燥、柔筋止痛；亦可通过药物热熨病处，温通经络，消散寒湿。偏枯部位不同所用药物亦有区别，右半偏枯用黄芪、茯苓、生姜、附子；左半偏枯用何首乌、茯苓、桂枝、制附子。神迷不语的病机为胃土上逆、脾土下陷。胃气上逆，浊气郁蒸，化生痰涎，迷塞心窍，导致神志不清。脾土下陷，筋脉紧急，牵引舌本，导致舌强不语。神迷不语的治疗应调和脾胃、祛湿化痰，使用葶苈散等药物祛痰开窍。大便结燥的病机为风动血耗、大肠失润；或者脾湿肝郁，风邪内动，可使用阿胶、肉苁蓉等药物润燥通便，同时慎用龟甲、地黄、天冬等滋湿伐阳之品，以免损伤脾阳。对于鼻口偏斜的轻症，可用茯苓、桂枝、甘草、生姜、浮萍等药物解表散邪。总之，针对外感风邪和内在湿气的病因，中风的治疗思路在于调理脾胃、疏通经络、祛风除湿。通过调理脾胃来改善气血运行，脾土左旋，水升而化血，胃土右转，火降而化气。治疗中风时避免使用驱风药物，如羌活、独活、秦艽、防风等，可能伤津耗液加重病情。

历节根原

历节者，风寒湿之邪，伤于筋骨者也。膝踝乃众水之溪壑，诸筋之节奏，寒则凝冱于溪谷之中，湿则淫泆于关节之内，故历节病焉。

足之三阴，起于足下，内循踝膝，而上胸中。而少厥水木之升，随乎太阴之土，土湿而不升，则水木俱陷，于是癸水之寒生，乙木之风起。肉主于脾，骨属于肾，筋司于肝，湿淫则肉伤，寒淫则骨伤，风淫则筋伤。筋骨疼痛而肌肉臃肿者，风寒湿之邪，合伤于足三阴之经也。

其病成则内因于主气，其病作则外因于客邪。汗孔开张，临风入水，水湿内传，风寒外闭，经热郁发，肿痛如折。虽原于客邪之侵陵，实由于主气之感召，久而臃肿拳屈，跛蹇疲癃[1]。此亦中风之类也，而伤偏在足。盖以清邪居上，浊邪居下，寒湿，地下之浊邪，同气相感，故伤在膝踝。诸如膝风、脚气，色目非一，而究其根原，正自相同。

凡腿上诸病，虽或木郁而生下热，然热在经络，不在骨髓，其骨髓之中，则是湿寒，必无湿热之理。《金匮》义精而法良，当思味而会其神妙也。

桂枝芍药知母汤

桂枝四钱	芍药三钱	甘草二钱	白术二钱
附子二钱	知母四钱	防风四钱	麻黄二钱
生姜五钱			

煎大半杯，温服

历节风证，肢节疼痛，足肿头眩，短气欲吐，身羸发热，黄汗沾衣，色如柏汁。此缘饮酒汗出，当风取凉，酒气在经，为风所闭，湿邪淫泆，伤于筋骨。湿旺土郁，汗从土化，是以色黄。其经络之中，则是湿热，其骨髓之内，则是湿寒。法宜术、甘培土，麻、桂通经，知母、芍药，泻热而清风，防风、附子，去湿而温寒。湿寒内消，湿热外除，肿痛自平。若其病剧，不能捷效，加黄芪以行经络，乌头以驱湿寒，无有不愈。一切膝风、脚气诸证，不外此法。

乌头用法：炮，去皮、脐，切片，焙干，蜜煎，取汁，入药汤服。

【释义】历节是由风、寒、湿等外邪侵袭筋骨所引起的疾病。风、寒、湿三种外邪可以单独或共同作用于人体，特别是关节部位。足三阴经起始于足部，循行于踝、膝内侧，向上至胸部，如果这些经脉受到风寒湿邪的影响，会导致相应的症状，即湿邪伤肉、寒邪伤骨、风邪伤筋，这些损伤共同导致关节疼痛和肌肉肿胀。治疗时要考虑到本病是外部因素（客邪）和内部因素（主气）共同作用的结果。对于腿部疾病，虽然可能会出现木郁而生下热的症状，但这种热通常存在于经络而非骨髓中，骨髓中通常是湿寒而非湿热，可用桂枝芍药知母汤治疗，病情较重的，可加黄芪、乌药。

[1] 疲癃：残疾。

痉病根原

痉病者，汗亡津血，而感风寒也。太阳之脉，自头下项，行身之背。发汗太多，伤其津血，筋脉失滋，复感风寒，筋脉挛缩，故颈项强急，头摇口噤，脊背反折也。《素问·诊要经终论》：太阳之脉，其终也，戴眼、反折、瘈疭。即痉病之谓，以背膂之筋，枯硬而紧急故也。

太阳以寒水主令，而实化于丙火。盖阴阳之理，彼此互根，清阳左旋，则癸水上升而化君火；浊阴右转，则丙火下降而化寒水。汗亡津血，阴虚燥动，则丙火不化寒水而生上热，是以身首发热而面目皆赤也。寒水绝其上源，故小便不利。背者，胸之府，肺位于胸，壬水生化之源也。肺气清降，氤氲和洽，蒸为雨露，自太阳之经注于膀胱，则胸膈清空而不滞。太阳不降，肺气壅郁，故浊气上冲于胸膈也。太阳之经，兼统营卫，风寒伤人，营卫攸分。其发热汗出，不恶寒者，名曰柔痉，风伤卫也。其发热无汗，反恶寒者，名曰刚痉，寒伤营也。

病得于亡汗失血之后，固属风燥，而汗血外亡，温气脱泄，实是阳虚，滋润清凉之药，未可肆用也。

栝蒌桂枝汤

栝蒌根四钱　桂枝三钱　芍药三钱　甘草二钱
生姜三钱　大枣四枚
煎大半杯，热服，覆衣，饮热稀粥，取微汗

治风伤卫气，发热汗出者。

葛根汤

葛根四钱　麻黄三钱，先煎，去沫　桂枝二钱　芍药二钱
甘草二钱　生姜三钱　大枣四枚
煎大半杯，热服，覆衣，取微汗

治寒伤营血，发热无汗者。

痉病是太阳证，亦有在阳明经者。若胸满口噤，卧不着席，脚挛齿龂[1]者，

[1] 齿龂：病证名，主要症状是睡眠时牙齿相互磨切发出声音。

胃土燥热，筋脉枯焦之故。宜重用清凉滋润之味，不可拘太阳经法。甚者宜大承气汤，泻其胃热乃愈。

【释义】痉病是指由于出汗过多导致体内津液和血液亏损，并在此基础上感受风寒引发的一系列症状，如颈部僵硬、头部摇晃、口唇紧闭、背部肌肉紧张等。太阳经脉起始于头部，向下经过项部，沿着背部运行，如果出汗过多会损耗体内的津液和血液，导致肌肉和筋脉失去滋养，如果再感受风寒，会导致肌肉和筋脉收缩，从而出现痉病的症状。

根据风寒的不同作用方式，痉病可以分为两种类型：柔痉以发热、出汗、不畏寒为主，这是风邪侵袭卫气的表现；刚痉以发热、不出汗、畏寒为主，这是寒邪侵袭营气的表现。治疗时，柔痉采用栝蒌桂枝汤温通经络、调和营卫；刚痉则采用葛根汤发汗解表、升津舒筋。痉病多发于太阳经，但在特殊情况下，痉病也可发于阳明经，表现为胸闷、口唇紧闭、不能平卧、足痉挛等症状，这通常是由于胃土燥热导致的。在这种情况下，应当使用清凉滋润的药物，严重的甚至可以考虑使用大承气汤来泻胃热。

由于痉病的发生与体内津液和血液的损失有关，在治疗过程中需要注意补充体液，但不宜过度使用清凉滋润的药物以防止损伤阳气。

湿病根原

湿病者，太阴湿旺，而感风寒也。太阴以湿土主令，肺以辛金而化湿，阳明以燥金主令，胃以戊土而化燥，燥湿相敌，是以不病。人之衰也，湿气渐长而燥气渐消，及其病也，湿盛者不止十九，燥盛者未能十一。阴易盛而阳易衰，阳盛则壮，阴盛则病，理固然也。

膀胱者，津液之府，气化则能出。肺气化水，渗于膀胱，故小便清长。土湿则肺气堙郁，不能化水，膀胱闭癃，湿气浸淫，因而弥漫于周身。湿为阴邪，其性亲下，虽周遍一身，无处不到，究竟膝踝关节之地承受为多。一遇风寒感冒，闭其皮毛，通身经络之气壅滞不行，则疼痛热烦而皮肤熏黄。湿凌上焦，则痛在头目；湿淫下部，则痛在膝踝；湿侵肝肾，则痛在腰腹；湿遍一身，上下表里，无地不疼，而关窍骨节，更为剧焉。

其火盛者，郁蒸而为湿热，其水盛者，淫泆而为湿寒，而总之悉本于阳虚。法当内通其膀胱，外开其汗孔，使之表里双泻也。

茵陈五苓散

白术	桂枝	茯苓	猪苓
泽泻			

等分，为散，每用五钱，调茵陈蒿末一两，和匀，空腹米饮调服一汤匙，日三服。多饮热汤，取汗

湿家日晡烦疼，以土旺午后申前，时临未支[1]，湿邪旺盛也。若发热恶寒，是表邪闭固，加紫苏、青萍，以发其汗。

元滑苓甘散

元明粉	滑石	茯苓	甘草

等分，为末，大麦粥汁和服一汤匙，日三服。湿从大小便去，尿黄粪黑，是其候也

湿旺脾郁，肺壅而生上热，小便黄涩，法宜清金利水，以泻湿热。若湿邪在腹，肺气壅滞，以致头痛鼻塞，声音重浊，神气郁烦，当于发汗利水之中，加橘皮、杏仁，以泻肺气。

苓甘栀子茵陈汤

茵陈蒿三钱	栀子二钱	甘草二钱，生	茯苓三钱

煎大半杯，热服

治小便黄涩，少腹满胀者。服此小便当利，尿如皂角汁状，其色正赤。一宿腹减，湿从小便去矣。

湿家腹满尿涩，是木郁而生下热，法当利水泻湿，而加栀子，以清膀胱。若湿热在脾，当加大黄、芒硝。如湿热但在肝家，而脾肾寒湿，当加干姜、附子。若膀胱无热，但用猪苓汤，利其小便可也。

【释义】湿病是脾土湿气过盛，加上外感风寒而导致的一种疾病。脾主运化水湿，肺主宣发和肃降，胃主燥湿，当人体衰老或功能下降时，湿气逐渐增多而燥气减少，容易引发湿病。湿邪属于阴邪，性质向下，虽可遍布全身，但容易侵犯人体的下半身尤其

[1] 时临未支：结合了天干地支和时辰理论来解释疾病的时间规律。地支有十二：子、丑、寅、卯、辰、巳、午、未、申、酉、戌、亥。一天分为十二个时辰，每个时辰对应一个地支，每时辰约 2 小时。因此，“时临未支”是指时间为“未时”，即下午 1～3 点。未时是脾经当令的时间，脾主湿，因此在未时湿邪容易旺盛。

是膝、踝关节。一旦遇到风寒侵袭，则皮毛闭塞，经络之气不通，进而引起疼痛、发热等症状。湿邪侵犯上焦，则头目痛；湿邪侵犯人体下部，则膝踝痛；湿邪侵犯肝肾，则腰腹疼痛；湿邪遍布全身，则全身疼痛。湿邪与体内火气相结合时形成湿热，与过盛水气结合时则成为湿寒，无论哪种形式都源于阳气虚弱。根据患者的病情特点，可以在基本方剂的基础上进行加减，治疗时特别注重通过利尿和发汗的方式去除湿邪。

黄疸根原

黄疸者，土湿而感风邪也。太阴湿土主令，以阳明戊土之燥，亦化而为太阴之湿。设使皮毛通畅，湿气淫蒸，犹得外泄。一感风邪，卫气闭阖，湿淫不得外达，脾土堙郁，遏其肝木。肝脾双陷，水谷不消，谷气瘀浊，化而为热。瘀热前行，下流膀胱，小便闭涩，水道不利，膀胱瘀热，下无泄路，熏蒸淫泆，传于周身，于是黄疸成焉。

其病起于湿土，而成于风木。以黄为土色，而色司于木，木邪传于湿土，则见黄色也。或伤于饮食，或伤于酒色，病因不同，总由于阳衰而土湿。湿在上者，阳郁而为湿热，湿在下者，阴郁而为湿寒。乙木下陷而阳遏阴分，亦化为湿热；甲木上逆而阴旺阳分，亦化为湿寒。视其本气之衰旺，无一定也。

其游溢于经络，则散之于汗孔；其停瘀于膀胱，则泄之于水道。近在胸膈，则涌吐其腐败；远在肠胃，则推荡其陈宿。酌其温凉寒热，四路涤清，则证有变状而邪无遁所，凡诸疸病，莫不应手消除也。

谷疸

谷入于胃，脾阳消磨，蒸其精液，化为肺气。肺气宣扬，外发皮毛而为汗，内渗膀胱而为溺。汗溺输泄，土不伤湿，而木气发达，则疸病不作。阳衰土湿，水谷消迟，谷精堙郁，不能化气，陈腐壅遏，阻滞脾土，木气遏陷，土木郁蒸，则病黄疸。

中气不运，升降失职，脾陷则大便滑溏，胃逆则上脘痞闷。浊气熏蒸，恶心欲吐，恶闻谷气。食则中气愈郁，头眩心烦。此当扩清其菀陈，除旧而布新也。

酒疸

酒醴之性，湿热之媒。其濡润之质，入于脏腑，则生下湿；辛烈之气，腾于经络，则生上热。汗溺流通，湿气下泄而热气上达，可以不病。汗溺闭塞，湿热遏瘀，乃成疸病。

其性嗜热饮者，则濡润之下伤差少，而辛烈之上伤颇重；其性嗜冷饮者，则辛烈之上伤有限，而湿寒之下伤为多。至于醉后发渴，凉饮茶汤，寒湿伤脾者，不可胜数，未可以湿热概论也。

色疸

肾主蛰藏，相火之下秘而不泄者，肾藏之也。精去则火泄而水寒，寒水泛滥，浸淫脾土，脾阳颓败，则湿动而寒生。故好色之家，久而火泄水寒，土湿阳亏，多病虚劳，必然之理也。水土寒湿，不能生长木气，乙木遏陷，则生下热。土木合邪，传于膀胱，此疸病所由生也。

其湿热在于肝胆，湿寒在于脾肾。人知其阴精之失亡，而不知其相火之败泄，重以滋阴助湿之品，败其脾肾微阳，是以十病九死，不可活也。

甘草茵陈汤

茵陈三钱　栀子三钱　大黄三钱　甘草三钱，生

煎大半杯，热服

治谷疸，腹满尿涩者。

服后小便当利，尿如皂角汁状，其色正赤，一宿腹减，黄从小便去也。

茵陈五苓散

白术　桂枝　猪苓　茯苓

泽泻

等分，为散，每用五钱，调茵陈蒿末一两，空腹米饮和服一汤匙，日三服。多饮热汤，取汗

治日暮寒热者。

硝黄栀子汤

大黄四钱　芒硝三钱　栀子三钱

煎大半杯，热服

治汗出腹满者。

栀子大黄汤			
栀子三钱	香豉三钱	大黄三钱	枳实三钱
煎一杯，热分三服			

治酒疸，心中懊侬热疼，恶心欲吐者。

元滑苓甘散			
元明粉	滑石	甘草	茯苓
等分，为末，大麦粥汁和服一汤匙，日三服			

治色疸额黑身黄者。

服后病从大小便去，尿黄粪黑，是其候也。

色疸，日晡发热恶寒，膀胱急，小便利，大便黑溏，五心热，腹胀满，身黄，额黑，此水土瘀浊之证，宜泻水去湿，通其二便。仲景用硝矾散，硝石清热，矾石去湿，此变而为滑石、元明粉，亦即硝矾之意。用者酌量而通融之，不可拘泥。

黄疸之家，脾肾湿寒，无内热者，当用姜、附、茵陈，不可误服硝黄也。

【释义】黄疸是一种常见的肝脏疾病，表现为皮肤和眼睛巩膜呈现黄色、食欲不振、恶心呕吐，可能伴有发热、腹部胀满等症状。脾土湿盛是黄疸的根本原因。阳明戊土（胃）本应燥化，但因湿盛而化为太阴之湿。若皮毛通畅，湿气尚可外泄，一旦外感风邪，卫气闭合，湿邪不得外达，脾土郁滞，肝木受遏。肝脾不升而降，水谷不化，谷气瘀浊，化而为热，郁热下流膀胱，导致小便闭涩。膀胱郁热无以外泄，湿热熏蒸，传于周身，形成黄疸。湿热黄疸，湿在上焦，阳郁化为湿热；湿寒黄疸，湿在下焦，阴郁化为湿寒。黄疸总因阳衰土湿，治疗以祛湿为核心：湿热者，清热利湿；湿寒者，温阳化湿。经络湿邪通过汗孔发散；膀胱郁热通过水道泄除；胸膈痰湿通过涌吐排出；肠胃湿邪通过推荡肠腑清除。

黄疸根据病因可分为谷疸、酒疸与色疸三类：谷疸因饮食损伤脾阳、湿气内生导致肝气郁滞；酒疸由于长期饮酒，湿热内生，进而引发黄疸；色疸由于过度纵欲，肾精与肾阳亏损，水湿内生，相火不藏，进而影响脾肾功能，最终引发黄疸。各型黄疸可用相应方药进行治疗。

暍病根原

暍病者，暑热而感风寒也。热则伤气，寒则伤形。《素问·通评虚实论》：气盛身寒，得之伤寒，气虚身热，得之伤暑。以寒性敛闭，暑性疏泄，寒闭其形而皮毛不开，是以气盛而身寒；暑泄其气而腠理不阖，是以气虚而身热。暍病则伤于暑，而又伤于寒者也。

盛暑汗流，元气蒸泄，披清风而浴寒水，玄府骤闭《素问》：玄府者，汗孔也，里热不宣，故发热恶寒，口渴齿燥，身重而疼痛，脉细而芤迟也。盖气不郁则不病，虽毒热挥汗，表里燔蒸，筋力懈惰，精神委顿，而新秋变序，暑退凉生，肺府清爽，精力如初，不遇风寒，未尝为病。及热伤于内，寒伤于外，壮火食气，而腠理忽敛，气耗而热郁，于是病作也。

汗之愈泄其气，则恶寒益甚。温之愈助其火，则发热倍增。下之愈亡其阳，则湿动木郁，而淋涩弥加。法当补耗散之元气，而不至于助火，清烦郁之暑热，而不至于伐阳。清金而泻热，益气而生津，无如仲景人参白虎之为善也。

人参白虎汤

石膏三钱　知母三钱　甘草二钱　粳米半杯
人参三钱
米熟汤成，取大半杯，热服

【释义】暍病由暑热与风寒共同侵袭，气耗热郁而致。《素问·通评虚实论》认为寒性敛闭，皮毛闭塞，气机郁滞，表现为气盛而身寒；暑性疏泄，腠理开泄，元气耗散，表现为气虚而身热。因此，暍病既有暑热伤气伤津、元气耗散，又有风寒外袭、玄府闭敛、气机不畅，以发热恶寒、口渴齿燥、身重疼痛、脉细而芤迟为主要症状。根据病因病机，暍病的治疗原则为补耗散之元气，但要避免助火；清烦郁之暑热，当以清金而泻热、益气而生津为主，但要避免损伤阳气。

霍乱根原

霍乱者，饮食寒冷而感风寒也。夏秋饮冷食寒，水谷不消，其在上脘则为吐，其在下脘则为泄，或吐或泄，不并作也。一感风寒，皮毛闭塞，而宿物陈菀壅遏，中气盛满莫容，于是吐泄并作。

其吐者，胃气之上逆，其泄者，脾气之下陷。胃土之逆者，胆木之上逼也，脾土之陷者，肝木之下侵也。盖中气郁塞，脾胃不转，不能升降木气，木气郁迫，而克中宫，刑以胆木则胃逆，贼以肝木则脾陷也。肝胆主筋，水土寒湿，木气不荣，是以筋转。

吐泄无余，寒瘀尽去，土气渐回，阳和徐布，中气发扬，表邪自解。若其不解，外有寒热表证，宜以麻、桂发之，而温以理中、四逆之辈。表寒既退，而脏腑松缓，痛泄自止。若其不能吐泄，腹痛愈死，可用大黄附子，温药下之，陈宿推荡，立刻轻安。病在火令，全属寒因，是以仲景立法，率主理中、四逆，变通理中、四逆之意，则病有尽而法无穷矣。倘泥时令而用清凉，是粗工之下者也。

桂苓理中汤

人参一钱	茯苓二钱	甘草二钱	干姜三钱
桂枝三钱	白术三钱	砂仁二钱	生姜三钱

煎大半杯，温服

吐不止，加半夏。泄不止，加肉蔻。外有寒热表证，加麻黄。转筋痛剧，加附子、泽泻。

【释义】霍乱的主要症状包括腹泻、呕吐、眼窝凹陷、皮肤干燥，重病患者可出现意识障碍、休克甚至死亡。霍乱的病因为饮食不当，夏季和秋季食用冷饮或寒凉食物导致水谷不易消化，风寒侵袭皮毛，体内原有的未消化食物和寒湿之气在体内积累，导致中气壅滞，进而引发呕吐和腹泻等症状。呕吐是因胃气上逆，而胃气上逆是因为胆木过度活跃上逆制约胃土；腹泻是因为脾气下陷，而脾气下陷是因为肝木向下制约脾土。归究到底，是因为中气郁滞，使肝木不升、胆木不降，郁而克脾胃，则脾陷胃逆。

桂苓理中汤可用于霍乱的治疗，吐不止时可加半夏，泄不止时可加肉蔻，外有寒热表证时可加麻黄，转筋疼痛剧烈时可加附子、泽泻。如果患者能够通过呕吐和腹泻排出体内寒湿之气，那么随着体内寒湿的逐渐减少，病情会逐渐好转。如果患者不能通过自然途径排出体内寒湿之气，导致腹痛加剧，可以考虑使用大黄、附子等温性药物来帮助清除体内寒湿之气。在治疗过程中，要注意区分不同的病情阶段，根据具体情况选择合适的药物。

痎疟根原

痎疟者，阴邪闭束，郁其少阳之卫气也。人之六经，三阴在里，三阳在表，寒邪伤人，同气相感，内舍三阴。少阳之经，在二阳之内，三阴之外，内与邪遇，则相争而病作。

其初与邪遇，卫气郁阻，不得下行，渐积渐盛，内与阴争，阴邪被逼，外乘阳位，裹束卫气，闭藏而生外寒。卫为阴束，竭力外发，重围莫透，鼓荡不已，则生战栗。少阳甲木从相火化气，及其相火郁隆，内热大作，阴退寒消，则卫气外发而病解焉。

卫气昼行六经二十五周，夜行五脏二十五周。寒邪浅在六经，则昼与卫遇而日发；深在五脏，则夜与卫遇而暮发。卫气离，则病休，卫气集，则病作。缘邪束于外，则恶寒，阳郁于内，则发热。阳旺而发之速，则寒少而热多；阳虚而发之迟，则寒多而热少。阳气日盛，则其作日早；阳气日衰，则其作日晏❶。阳气退败，不能日与邪争，则间日乃作。

此以暑蒸汗泄，浴于寒水，寒入汗孔，舍于肠胃之外，经脏之间。秋伤于风，闭其腠理，卫气郁遏，外无泄路，内陷重阴之中，鼓动外发，则成疟病也。

温疟

先伤于寒而后中于风，先寒后热，是谓寒疟；先中于风而后伤于寒，先热后寒，是谓温疟。以冬中风邪，泄其卫气，卫愈泄而愈闭，郁为内热，又伤于寒，束其皮毛，热无出路，内藏骨髓之中。春阳发动，内热外出，而表寒闭束，欲出不能。遇盛暑毒热，或用力烦劳，气蒸汗流，热邪与汗皆出，表里如焚，及其盛极而衰，复反故位，阴气续复，是以寒生也。

瘅疟

其但热而不寒者，是谓瘅疟。瘅疟即温疟之重者。以其阳盛阴虚，肺火素旺，一当汗出而感风寒，卫郁热发，伤其肺气，手足如烙，烦冤欲呕。阳亢阴枯，是以但热无寒。其热内藏于心，外舍分肉之间，令人神气伤损，肌肉消铄，

❶ 日晏：天色已晚。

疟之最剧者也。

牝疟

其寒多而热少者，是谓牝疟。以其阴盛阳虚，卫郁不能透发，故寒多热少。盖疟病之寒，因阴邪之束闭，疟病之热，缘卫阳之郁发。其相火虚亏，郁而不发，则纯寒而无热；相火隆盛，一郁即发，则纯热而无寒。其热多者，由相火之偏胜，其寒多者，因相火之偏虚也。疟在少阳，其脉自弦，弦数者火盛则多热，弦迟者水盛则多寒，理自然耳。

柴胡栝蒌干姜汤

柴胡三钱	黄芩三钱	甘草二钱	人参一钱
生姜三钱	大枣三枚	干姜三钱	栝蒌三钱

煎大半杯，热服，覆衣

呕加半夏。

治寒疟，先寒后热者。

柴胡桂枝干姜汤

柴胡三钱	甘草二钱	人参一钱	茯苓三钱
桂枝三钱	干姜三钱		

煎大半杯，热服，覆衣

治牝疟，寒多热少，或但寒不热者。

白虎桂枝柴胡汤

石膏三钱	知母三钱	甘草二钱	粳米半杯
桂枝三钱	柴胡三钱		

煎大半杯，热服，覆衣

治温疟，先热后寒，热多寒少，或但热不寒者。

减味鳖甲煎丸

鳖甲二两四钱	柴胡一两二钱	黄芩六钱	人参二钱

半夏二钱	甘草二钱	桂枝六钱	芍药一两
丹皮一两	桃仁四钱	阿胶六钱	大黄六钱
干姜六钱	葶苈二钱		

为末，用清酒一坛，入灶下灰一升，煮鳖甲，消化，绞汁，去渣，入诸药，煎浓，留药末，调和为丸，如梧子大，空腹服七丸，日三服

治久痁不愈，结为癥瘕，名曰痁母。

【释义】痎疟以突发性寒战、高热出汗，伴头痛、全身酸痛、乏力为主要症状。人体六经中，三阴经位于体内，三阳经位于体表，同气相感，寒邪侵入人体后，会进入三阴经。少阳经位于半表半里，当寒邪侵入体内并与卫气相遇时，两者会发生争斗，从而引起疾病发作。初期卫气被寒邪阻塞无法下行，并与寒邪相争，寒邪被迫占据阳位而束缚卫气，卫气不能温煦体表，故生外寒。当卫气被寒邪束缚时，会尽力向外散发，但由于寒邪的阻挡，卫气无法外达，两者激烈争斗就会出现战栗。随着少阳经中的相火渐盛，内热加剧，寒邪退却，此时卫气得以释放，疾病缓解。

卫气白天行于六经二十五周，夜晚行于五脏二十五周，而寒邪位置较浅，在六经时，则与白天行于六经的卫气相遇，则白天发病；如果寒邪位置较深，在五脏，则与夜间行于五脏的卫气相遇，则晚上发病。寒邪束于外导致畏寒，阳气内阻导致发热。阳气旺盛则发作迅速，表现为寒轻热重；阳气虚弱则发作缓慢，表现为寒重热轻。阳气越强，发作时间越早；阳气越弱，发作时间越晚。

先伤于寒邪再受风邪、先畏寒再发热则为寒疟。温疟则是先受风邪再伤于寒邪、先发热后畏寒。冬季感受风邪导致卫气泄露，愈泄则愈闭，郁而生热，再感受寒邪使表皮毛孔闭塞，内热无法排出，春季阳气生发时内热外发而表寒闭塞，形成温疟。

瘅疟仅有发热而无畏寒，是温疟较重者，由于阳气过盛而阴气不足，肺火旺盛，出汗时感受风寒，卫气郁而发热，损伤肺气，形成瘅疟。因阳盛阴枯，故瘅疟但热无寒。

牝疟症见畏寒多而发热少，是由于阴气过盛而阳气不足，卫气无法完全散发，故畏寒多而发热少。

柴胡桂枝干姜汤与柴胡栝蒌干姜汤用于治疗先畏寒后发热的寒疟或畏寒多而发热少的牝疟。白虎桂枝柴胡汤用于治疗先发热后畏寒、发热多而畏寒少，或者仅有发热而无畏寒的温疟。减味鳖甲煎丸用于治疗长期疟疾不愈，形成癥瘕的疟母。

这些内容基于中医理论，强调了疾病的病因病机与治疗原则，对于理解和治疗疟疾具有一定的指导意义。在实际应用中需要根据患者的个体差异、临床表现

进行辨证施治。

伤风根原

伤风者，中虚而外感也。阳衰土湿，中脘不运，胃土常逆，肺金失降，胸中宗气不得四达，时时郁勃于皮毛之间。遇饮食未消，中气胀满，阻格金火沉降之路。肺金郁发，蒸泄皮毛，宗气外达，是以不病。一被风寒，闭其皮毛，肺气壅遏，不能外发，故逆循鼻窍，喷嚏而出。湿气淫蒸，清涕流溢，譬之水汽蒸腾，滴而为露也。水生于金，肺气上逆，无以化水，故小便不利。

《素问·风论》：劳风法在肺下，巨阳引精者三日，中年者五日，不精者七日，咳出青黄涕，其状如脓，大如弹丸，从口中若鼻中出，不出则伤肺，伤肺则死矣。盖膀胱之水，全是肺气所化，水利则膀胱之郁浊下泄，肺家之壅滞全消。湿去而变燥，故痰涕胶黏，色化青黄，出于口鼻，肺脏不伤也。少年阳衰未极，肺不终郁，则气降而化水，故引精于三日。中年者五日。末年阳衰，不能引精者七日。若其终不能引，久而郁热蒸腐，则肺伤而死矣。

太阳引精，赖乎阳明之降。中气运转，阳明右降，则肺金下达而化水尿，积郁始通。阳明不降，肺无下行之路，太阳无引精之权也。法宜泻肺而开皮毛，理中而泻湿郁。湿消而郁散，气通而水调，无余事已。

紫苏姜苓汤

苏叶三钱	生姜三钱	甘草二钱	茯苓三钱
半夏三钱	橘皮二钱	干姜三钱	砂仁二钱

煎大半杯，热服，覆衣

【释义】这段话主要论述了伤风的病因、病理机制及相关症状，还提及了治疗方剂紫苏姜苓汤。

(1) 伤风病因与病理

中虚外感：伤风是由于人体中焦虚弱又外感邪气所致。人体阳气衰退，脾土湿盛，中焦脾胃运化功能失常，胃土常上逆，导致肺金不能正常下降，胸中宗气无法畅达于全身，只能郁积在皮毛之间。

饮食阻格：若饮食不能及时消化，使中焦气机胀满，阻碍了金火下降的通路。此时肺金之气郁滞，通过蒸泄皮毛使宗气向外发散，人体一般不会生病。但一旦被风寒之邪侵袭，皮毛闭阻，肺气壅塞不能外发，就会逆行向上从鼻窍排出，出现打喷嚏的症状。同时，湿气蒸腾，就会流出清涕。

小便不利：肺为水之上源，肺气上逆则无法正常化水，所以会出现小便不利的症状。膀胱中的水液全靠肺气的气化功能，若小便通畅，膀胱的郁浊就能向下排泄，肺中的壅滞也会随之消除。若湿邪不去，就会化燥，导致痰涕变得胶黏，颜色变为青黄，从口鼻排出，这样肺脏才不会受到损伤。

（2）不同年龄段病情差异

少年阳气衰退尚不严重，肺气不会一直郁滞，气能下降化水，所以引精（使肺气下达而化水尿）只需三天。中年人则需五天。老年人阳气衰退严重，不能引精的话，可能需要七天。若始终不能引精，时间久了，郁热熏蒸，就会损伤肺脏，甚至危及生命。

（3）治疗原则与方剂

治疗应泻肺以开泄皮毛，调理中焦以泻除湿郁。湿气消除则郁滞消散，气机通畅则水液代谢正常。紫苏姜苓汤就是基于此原则制定的方剂，其中紫苏叶、生姜可发散风寒、开泄皮毛；甘草调和诸药；茯苓、半夏、橘皮、干姜、砂仁可健脾燥湿、理气和中，使中焦气机通畅，湿邪得化。煎药大半杯，趁热服用，然后盖上被子取汗，以助药力发散，使风寒之邪从汗而解。

齁喘根原

齁喘者，即伤风之重者也。其阳衰土湿，中气不运，较之伤风之家倍甚。脾土常陷，胃土常逆，水谷消迟，浊阴莫降。一遇清风感袭，闭其皮毛，中脘郁满，胃气愈逆，肺脏壅塞，表里不得通达，宗气逆冲，出于喉咙。而气阻喉闭，不得透泄，于是壅闷喘急，不可名状。此齁喘之由来也。

轻则但作于秋冬，是缘风邪之外束，重则兼发于夏暑，乃由湿淫之内动。湿居寒热之中，水火逼蒸，则生湿气。湿气在上，则随火而化热；湿气在下，则随水而化寒。火盛则上之湿热为多，水盛则下之湿寒斯甚。此因水火之衰旺不同，故其上下之寒热亦殊。而齁喘之家，则上焦之湿热不敌下焦之湿寒，以其阳衰而阴旺，火败而水胜也。

此当温中燥土，助其推迁，降戊土于坎中，使浊阴下泄于水道；升己土于离位❶，使清阳上达于汗孔。中气一转而清浊易位，汗溺一行而郁闷全消，则肺气清降，喘阻不作。若服清润之剂，中脘愈败，肺气更逆，是庸工之下者也。

---

❶ 离位：八卦中的离位代表火、光明、热情等。

紫苏姜苓汤			
苏叶三钱	杏仁三钱	橘皮三钱	半夏三钱
茯苓三钱	干姜三钱	甘草二钱	
砂仁二钱	生姜三钱		
煎大半杯，热服，覆衣			

若皮毛闭束，表邪不解，则加麻黄。若言语谵妄，内热不清，则加石膏。

【释义】齁喘通常指呼吸困难、伴有哮鸣音的症状，与现代医学中的哮喘有些相似。齁喘主要源于脾土湿气过重，使脾土下陷，胃土上逆，水谷消化不良，浊阴不降，加上外感风邪，皮毛郁闭，导致肺气不畅，中脘郁满，胃气愈发上逆。肺气不畅壅塞，表里不通，所藏宗气逆冲喉咙，再遇气道阻闭，故见呼吸困难、哮鸣音。

湿气在不同的部位表现有所不同，湿气在上通常表现为湿热，湿气在下通常表现为湿寒。这是因为水火衰旺不同而致。而齁喘是下焦湿寒偏重，因阳衰阴旺而致。齁喘轻者仅在秋冬季节发作，重者夏季也发作。治疗时应以温中燥湿、理气降逆为主，兼顾疏风解表，如此则脾升清阳达于汗孔，胃降浊阴于水道，则肺气清肃，喘不发作。

四圣心源

卷八

七窍解

清阳升露，爰开七窍，精神魂魄之所发，声色臭味之所司也。先圣既没，千载如梦，扶阴抑阳，辞乔入谷，箝娥青之舌，杜仪[1]秦[2]之口，塞瞽旷之耳，胶离朱[3]之目。祸流今古，痛积人神！仆也，轻试老拳，道宗目眇，略婴利镞，夏侯[4]睛伤。双睛[5]莫莫，原非大眼将军，一目𥇦𥇦，竟作小冠子夏。渺尔游魂，不绝如线，操觚[6]含毫，悲愤横集，作七窍解。

【释义】七窍的生理功能包含视觉、听觉、嗅觉、味觉等感官功能，这是清阳之气上升的结果，是精神、魂魄的外在表现。七窍的功能正常与否直接关联到人体内阴阳平衡的状态。自从古圣贤离世之后，人们似乎未能继承好、发扬好先圣留下的医学遗产，长期存在扶阴抑阳的倾向，这种倾向造成了深远的危害。作者因庸医误治导致一目失明，心中悲愤难平，故而创作《七窍解》。

❶ 仪：战国联横家张仪。
❷ 秦：战国合纵家苏秦。
❸ 离朱：人名，古之明目者。
❹ 夏侯：三国·魏·夏侯惇。
❺ 双睛：鸟名。
❻ 觚：木简。

耳目根原

耳目者，清阳之门户也。阴位于下，左升而化清阳，阳位于上，右降而化浊阴。浊阴降泄，则开窍于下，清阳升露，则开窍于上。莫浊于渣滓，故阴窍于二便而传粪溺；莫清于神气，故阳窍于五官而司见闻。清阳上达，则七窍空明，浊阴上逆，则五官晦塞，晦则不睹，塞则不闻，明则善视，空则善听。

木主五色，以血藏于肝，血华则为色也。血，阴也，而阳魂生焉，故血之内华者则为色，而魂之外光者则为视。金主五声，以气藏于肺，气发则为声也。气，阳也，而阴魄生焉，故气之外发者则为声，而魄之内涵者则为闻。

木火升清，清升则阳光外发而为两目；金水降浊，浊降则阳体内存而为双耳。盖神明而精暗，气虚而血实，外明乃见，内虚乃闻。木火阴体而阳用，魂中有魄，外明内暗，故能见不能闻；金水阳体而阴用，魄中有魂，内虚外实，故能闻不能见。目以用神，耳以体灵，用神则明，体灵则聪。木火之用，金水之体，皆阳也，体善存而用善发，是以聪明而神灵。

耳聋者善视，阳体已败，故神于用；目瞽者善听，阳用既废，故灵于体。所谓绝利一源，用师十倍也。清阳一败，体用皆亡，浊阴逆上，孔窍障塞，则熟视不睹泰山，静听不闻雷霆，耳目之官废矣。

【释义】这段话主要从中医理论的阴阳、五行等角度，阐述了耳目等五官的生理功能、与脏腑的关系以及病理变化。

（1）耳目与清阳浊阴的关系

耳朵和眼睛是人体清阳之气出入的门户。阴阳二气在体内有各自的位置和运动方向，阴气位于下方并转化为清阳之气，阳气位于上方转化为浊阴之气。耳目为清阳之门户，清阳上升，开窍于上，表现为耳目的视听功能。浊阴下降，开窍于下，表现为二便的排泄。清阳上达，则七窍空明，耳目功能正常。浊阴上逆，则五官晦塞，耳目功能失常。

（2）耳目与五行、脏腑的关系

目与肝木：肝在五行中属木，主管五色。因为血液藏于肝脏，血液属阴，而阳魂在其中产生，所以血之精华者为色，魂之外光者为视。

耳与肺金：肺在五行中属金，主管五声。气藏于肺脏，气发出就形成声音。气属阳，而阴魄在其中产生，所以气向外发则为声，而魄内在则为听。

（3）耳目生理功能的原理

肝木和心火之气上升使清阳之气升腾，清阳上升后外发形成双眼的视觉功能；肺金和肾水之气下降使浊阴之气下降，浊阴下降后阳气内存在双耳，形成双耳的听觉功能。

一般来说，神明是灵动的（对应阳），而精是内藏的（对应阴），气是虚灵的（阳的特点），血是充实的（阴的特点）。外在明亮才能看见东西，内在虚灵才能听见声音。肝木和心火是阴体发挥阳的作用，魂中包含魄，外明内暗，所以眼睛能看见但不能听见；肺金和肾水是阳体发挥阴的作用，魄中包含魂，内虚外实，所以耳朵能听见但不能看见。

（4）病理情况

耳聋的人往往视力较好，这是因为阳体（金水）已败，故神于用（木火），表现为视觉敏锐。眼睛失明的人往往听力较好，这是因为阳用（木火）已废，故灵于体（金水），表现为听觉敏锐。

一旦清阳之气衰败，体、用都会丧失，浊阴之气上逆，孔窍被阻塞，耳目等五官的功能就丧失了。

（5）治疗

治疗原则在于恢复清阳与浊阴的平衡：清阳上升，浊阴下降，是耳目功能正常的关键。木火升清，清阳外发，可改善视觉功能。金水降浊，浊阴下降，可改善听觉功能。

目病根原

目病者，清阳之上衰也。金水为阴，阴降则精盈，木火为阳，阳升则神化。精浊故下暗，神清故上光。而清阳之上发，必由于脉，脉主于心而上络于目，心目者，皆宗脉之所聚也《内经》：心者，宗脉之所聚也。又曰：目者，宗脉之所聚也。宗脉之阳，上达九天，阳气清明，则虚灵而神发，所谓心藏脉而脉舍神也《灵枢经》语。神气发现，开双窍而为精明《素问》：夫精明者，所以别白黑，视长短。目者，神气之所游行而出入也。窍开而光露，是以无微而不烛[1]，一有微阴不降，则云雾暧空，神气障蔽，阳陷而光损矣。

清升浊降，全赖于土。水木随己土左升，则阴化而为清阳；火金随戊土右降，则阳化而为浊阴。阴暗而阳明，夜晦而昼光，自然之理也。后世庸工，无知妄作，补阴泻阳，避明趋暗，其轻者遂为盲瞽之子，其重者竟成夭枉之民。愚谬

[1] 烛：照。

之恶，决海难流也。慨自师旷[1]哲人不能回既矐之目[2]，子夏贤者，不能复已丧之明，况委之愚妄粗工之手，虽有如炬之光，如星之曜，安得不殒灭而亡失乎！

然千古之人，未有如师旷、子夏之明者，所谓盲于目而不盲于心也。古之明者，察于未象，视于无形。夫未象可察，则象为糟粕，无形可视，则形为赘疣。官骸者，必敝之物；神明者，不朽之灵。达人不用其官用其神，官虽止而神自行，神宇泰而天光发，不饮上池而见垣人，不燃灵犀而察渊鱼，叶蔽两目而无远弗照，云碍双睛而无幽不烛，如是则听不用耳，视不用目，可以耳视，可以目听。此之谓千古之明者，何事乞照于庸工，希光于下士也。

疼痛

眼病疼痛，悉由浊气逆冲。目居清阳之位，神气冲和，光彩发露，未有一线浊阴。若使浊阴冲逆，遏逼清气，清气升发，而浊气遏之，二气壅迫，两相击撞，是以作疼。而浊气之上逆，全缘辛金之不敛。金收而水藏之，则浊阴归于九地之下，金不能敛，斯[3]水不能藏，故浊阴逆填于清位。金水逆升，浊阴填塞，则甲木不得下行，而冲击于头目。头目之痛者，甲木之邪也。甲木化气于相火，随辛金右转而温水脏。甲木不降，相火上炎，而刑肺金，肺金被烁，故白珠红肿而热滞也。手足少阳之脉，同起于目锐眦，而手之三阳，阳之清者，足之三阳，阳之浊者，清则上升，浊则下降。手之三阳，自手走头，其气皆升；足之三阳，自头走足，其气皆降。手三阳病则下陷，足三阳病则上逆。凡下热之证，因手少阳三焦之陷：上热之证，因足少阳胆经之逆。故眼病之热赤，独责甲木而不责于三焦也。其疼痛而赤热者，甲木逆而相火旺，其疼痛而不赤热者，甲木逆而相火虚也。

赤痛之久，浊阴蒙蔽，清阳不能透露，则云翳生而光华碍。云翳者，浊气之所郁结也。阳气未陷，续自升发，则翳退而明复。阳气一陷，翳障坚老，而精明丧矣。其疼痛者，浊气之冲突。其盲瞽者，清阳陷败而木火不升也。

木火之升，机在己土。金火之降，机在戊土。己土左旋，则和煦而化阳神；戊土右转，则凝肃而产阴精。阴精之魄，藏于肺金，精魄重浊，是以沉降；阳神之魂，藏于肝木，神魂轻清是以浮升。本乎天者亲上，本乎地者亲下，自然之性也。

脾升胃降，则在中气。中气者，脾胃旋转之枢轴，水火升降之关键。偏湿则脾病，偏燥则胃病，偏热则火病，偏寒则水病。济其燥湿寒热之偏，而归于平，则中气治矣。

---

[1] 师旷：春秋·晋乐师。生而目盲，善于辨别乐音。

[2] 既矐之目：毁坏的眼睛。

[3] 斯：乃。

柴胡芍药丹皮汤			
黄芩三钱,酒炒	柴胡三钱	白芍药三钱	甘草二钱
丹皮三钱			
煎半杯,热服			

治左目赤痛者。

百合五味汤			
百合三钱	五味一钱,研	半夏三钱	甘草二钱
丹皮三钱	芍药三钱		
煎半杯,热服			

治右目赤痛者。

热甚，加石膏、知母。

百合五味姜附汤			
百合三钱	五味一钱	芍药三钱	甘草二钱
茯苓三钱	半夏三钱	干姜三钱	附子三钱
煎大半杯,温服			

治水土寒湿，而上热赤痛者。

或不赤不热，而作疼痛，是无上热，去百合、芍药，加桂枝。

茯泽石膏汤			
茯苓三钱	泽泻三钱	栀子三钱	甘草二钱
半夏三钱	石膏三钱		
煎大半杯,热服			

治湿热熏蒸，目珠黄赤者。

桂枝丹皮首乌汤			
桂枝三钱	丹皮三钱	首乌三钱	甘草二钱
茯苓三钱	半夏三钱	干姜三钱	龙眼肉十个
煎大半杯,热服			

治昏花不明，而无赤痛者。

桂枝菖蒲汤			
柴胡三钱	桂枝三钱	丹皮三钱	生姜三钱
甘草二钱	菖蒲二钱		
煎半杯，热服			

治瞳子缩小者。

乌梅山萸汤			
五味一钱	乌梅三钱，肉	山萸三钱，肉	甘草二钱
首乌三钱	芍药三钱	龙骨二钱	牡蛎三钱
煎半杯，温服			

治瞳子散大者。

姜桂参苓首乌汤			
人参三钱	桂枝三钱	甘草二钱	茯苓三钱
首乌三钱	干姜三钱		
煎半杯，温服			

治目珠塌陷者。

芍药枣仁柴胡汤			
芍药三钱	甘草三钱	首乌三钱	枣仁三钱生，研
柴胡三钱	丹皮三钱		
煎半杯，热服			

治目珠突出者。

医书自唐以后无通者，而尤不通者，则为眼科。庸妄之徒，造孽误人，毒流千古，甚可痛恨！谨为洗发原委，略立数法，以概大意，酌其脏腑燥湿寒热而用之，乃可奏效。若内伤不精，但以眼科名家，此千古必无之事也。

【释义】眼病被认为与清阳之气的衰弱有关。清阳指人体中较为清澈、上升的部分，主要与头部五官的功能有关；浊阴指较为浑浊、下降的部分，主要与排泄系统有关。清阳上达则五官明亮，浊阴上逆则五官昏暗。心主血脉，血脉上行至目，同时心既是宗脉聚集之处，目也是宗脉聚集之处。心藏脉，脉舍神，清阳经脉上升，神气开窍而为目之精明。脾土的运化功能对于维持清阳上升、浊阴下降至关重要。正常情况下，水木随已土（脾）左升，则阴化为清阳；火金随戊土（胃）右降，则阳化为浊阴。如脾胃升降功能失常，则清阳不升而生目病。

眼病疼痛主要是由于浊气逆冲，清阳之气被阻碍，导致清气与浊气相冲突而致。正常情况下浊气由肺金敛收下藏于肾水，经膀胱排出体外，而肺金不敛，肾水不能藏，则浊气上逆；亦致甲木（胆）无下降之路，向上冲击头目，故见头目疼痛。而甲木不降，相火上炎，则克肺金，肺金被烁，可见白珠红肿。长期红肿疼痛，浊阴蒙蔽，形成云翳，进一步损害视力。

治疗眼睛红肿疼痛的核心原则是升清降浊，调理中土，以恢复脾胃（中土）运化功能为核心。重在健脾升清（己土左升）以推动清阳上达头目（目为清阳之窍），兼和胃降浊（戊土右降）以引导浊阴下归排泄系统，防止浊阴上逆蒙蔽清窍，可以用四君子汤合半夏泻心汤加减。同时要重视肝升肺降的协调关系，宜疏肝降火、平衡阴阳。用泻肝木之郁（肝木不降则相火上炎）辅以清肺金之热（相火伤肺致白睛红肿），调和肝肺升降（左升右降），可以用龙胆泻肝汤加桑叶、菊花等。

耳病根原

耳病者，浊阴之上填也。阳性虚而阴性实，浊阴下降，耳窍乃虚，虚则清彻而灵通，以其冲❶而不盈也。目者，木火之终气，耳者，金水之始基。木火外明，故神清而善发，金水内虚，故气空而善内❷。凡大块❸之噫气，生物之息吹，有窍则声入，声入则籁发，非关声音之钜细也。

窾❹窍空洞，翕聚而鼓荡之，故声入而响达，譬之空谷传声，万壑皆振。声不传于崇山，而独振于空谷者，以其虚也。声之入也以其虚，而响之闻也以其灵。声入于听宫，而响达于灵府❺，是以无微而不闻也。

浊气一升，孔窍堵塞，则声入而不通矣。人之衰者，脾陷胃逆，清气不升，浊气不降，虚灵障蔽，重听不闻。阴日长而阳日消，窍日蔽而聪日损，气化自然之数也。然窍闭于天而灵开于人，达者于是，有却年还聪之术也。

疼痛

耳病疼痛，悉由浊气壅塞。耳以冲虚之官，空灵洞彻，万籁❻毕收，有浊则降，微阴不存。若使浊气升填，结滞壅肿，则生疼痛。久而坚实牢硬，气阻而为

---

❶ 冲：虚。

❷ 内：纳。

❸ 大块：大自然。

❹ 窾（kuǎn）：孔。

❺ 灵府：心。

❻ 籁：指声音。

热，血郁而化火，肌肉腐溃，则成痈脓。

浊气之上逆，缘于辛金之失敛，甲木之不降。甲木上冲，听宫胀塞，相火郁遏，经气壅迫，是以疼痛而热肿。凡头耳之肿痛，皆甲木之邪也。

手足少阳之脉，俱络于耳，而少阳一病，则三焦之气善陷，胆经之气善逆。耳病之痈肿，尽甲木之为害，于三焦无关也。甲木逆升，相火郁发，则为热肿。木邪冲突，则为疼痛。木气堵塞，则为重听。仲景《伤寒》：少阳中风，两耳无所闻。太阳伤寒，病人叉手自冒心，师因教试令咳，而不咳者，此必两耳无闻也。以重发汗，虚故如此。

耳聋者，手少阳之阳虚，而足少阳之阳败。耳痈者，手少阳之火陷，而足少阳之火逆也。欲升三焦，必升己土，欲降甲木，必降戊土，中气不运，不能使浊降而清升也。

柴胡芍药茯苓汤

芍药三钱	柴胡二钱	茯苓三钱	半夏三钱
甘草二钱	桔梗三钱		
煎半杯，热服			

治耳内热肿疼痛者。

热甚，加黄芩。脓成，加丹皮、桃仁。

苓泽芍药汤

茯苓三钱	泽泻三钱	半夏三钱	杏仁三钱
柴胡三钱	芍药三钱		
煎半杯，热服			

治耳流黄水者。

参茯五味芍药汤

茯苓三钱	半夏三钱	甘草二钱	人参三钱
橘皮三钱	五味一钱	芍药三钱	
煎半杯，温服			

治耳渐重听者。

【释义】这段文字阐述了耳病的病因、病理机制及相关病证、治疗方剂。耳病是由于浊阴之气上升堵塞耳窍而引起的疾病。耳是人体中相对空虚的部位，当浊阴之气上升堵塞耳窍时，会导致声音传导不畅，进而影响听力。随着人的衰老，脾胃功能减退，脾陷而清阳不升，胃上逆而浊阴不降，耳窍填塞，故听力逐渐下降。

耳病疼痛通常是由于浊阴之气堵塞耳窍，导致局部气血不畅，郁而化热，久而久之可发展成脓肿。

而浊气上逆是因为肺金失敛、甲木（胆）不降，甲木相火之气上冲，经气滞塞不畅，故见疼痛热肿。手足少阳之脉络于耳，耳病痈肿主要是甲木为害，与三焦关系不大。手少阳阳虚、足少阳阳败可致耳聋；手少阳火陷、足少阳火逆可致耳痛。治疗需升己土以升三焦，降戊土以降甲木。

柴胡芍药茯苓汤用于治疗耳内热肿疼痛，具有清热解毒、调和气血的功效；苓泽芍药汤用于治疗耳内流出黄色液体者，具有清除湿热、疏通耳窍的功效；参茯五味芍药汤用于治疗听力逐渐下降者，可以补益中气、改善耳窍听力。

鼻口根原

鼻口者，手足太阴之窍也。脾窍于口而司五味，肺窍于鼻而司五臭。人身之气，阳降而化浊阴，阴升而化清阳，清则冲虚，浊则滞塞，冲虚则生其清和，滞塞则郁为烦热。上窍冲虚而不滞塞，清和而不烦热者，清气升而浊气降也。浊降而清升，故口知五味而鼻知五臭。

而口鼻之司臭味，非第脾肺之能也，其权实由于心。以心窍于舌，心主臭而口主味。鼻之知五臭者，心也；口之知五味者，舌也。心为君火，胆与三焦为相火，三焦升则为清阳，胆木降则为浊阴。三焦陷而胆木逆，清气降而浊气升，则鼻口滞塞而生烦热，臭味不知矣。

而清气之升，由鼻而上达，浊气之降，自口而下行。盖鼻窍于喉，口通于咽，鼻者清气之所终，口者浊气之所始也。喉通于脏，咽通于腑，喉者地气之既升，咽者天气之初降也。浊气不降而清气下陷，则病见于口；清气不升而浊气上逆，则病见于鼻。故鼻病者，升其清而并降其浊；口病者，降其浊而兼升其清。

升清之权，在于太阴，太阴陷则乙木不能升其清；降浊之机，在于阳明，阳明逆则辛金不能降其浊。得升降之宜，则口鼻之窍和畅而清通矣。

【释义】口鼻被视为手足太阴经的窍穴。脾开窍于口，负责感知五味；肺开窍于鼻，负责感知五臭。虽然脾肺分别与口鼻相关联，但它们感知气味的能力实际上受到心的影响。心开窍于舌，心主臭而口主味。因此，鼻能感知五臭，实际上是心的作用；口能感知五味，则是通过舌来实现的。三焦之气上升代表清气的生成，胆气下降代表浊气的生成。如果三焦下陷、胆气上逆，则会导致清气下降、浊气上升，进而影响口鼻功能，使得嗅觉和味觉失常。鼻口疾病的治疗要遵循清气上升、浊气下降的原则，重在调节脾胃。对于鼻病，需要在提升清气的同时降浊气；对于口病，则需在降浊气的同时提升清气。

鼻病根原

鼻病者，手太阴之不清也。肺窍于鼻，司卫气而主降敛。宗气在胸，卫阳之本，贯心肺而行呼吸，出入鼻窍者也。肺降则宗气清肃而鼻通，肺逆则宗气壅阻而鼻塞。涕者，肺气之熏蒸也。肺中清气，氤氲如雾，雾气飘洒，化为雨露，而输膀胱，则痰涕不生。肺金不清，雾气瘀浊，不能化水，则凝郁于胸膈而痰生，熏蒸于鼻窍而涕化，痰涕之作，皆由于辛金之不降也。

肺金生水而主皮毛，肺气内降，则通达于膀胱，肺气外行，则熏泽于皮毛。外感风寒而皮毛闭秘，脏腑郁遏，内不能降，外不能泄，蓄积莫容，则逆行于鼻窍，鼻窍窄狭，行之不及，故冲激而为嚏喷。肺气熏腾，淫蒸鼻窍，是以清涕流溢，涓涓而下也。

肺气初逆，则涕清。迟而肺气堙郁，清化为浊，则滞塞而胶黏；迟而浊菀[1]陈腐，白化为黄，则臭败而秽恶。久而不愈，色味如脓，谓之鼻痈。皆肺气逆行之所致也。其中气不运，肺金壅满，即不感风寒，而浊涕时下，是谓鼻渊。鼻渊者，浊涕下不止也《素问》语。肺气之郁，总由土湿而胃逆，胃逆则浊气填塞，肺无降路故也。

桔梗元参汤

桔梗三钱	元参三钱	杏仁三钱	橘皮三钱
半夏三钱	茯苓三钱	甘草二钱	生姜三钱
煎半杯，热服			

治肺气郁升，鼻塞涕多者。

五味石膏汤

五味一钱	石膏三钱	杏仁三钱	半夏三钱
元参三钱	茯苓三钱	桔梗三钱	生姜三钱
煎半杯，热服			

治肺热鼻塞，浊涕黏黄者。胃寒，加干姜。

---

[1] 菀：同“郁”。

黄芩贝母汤			
黄芩三钱	柴胡三钱	芍药三钱	元参三钱
桔梗三钱	杏仁三钱	五味一钱	贝母三钱，去心
煎半杯，热服			

治鼻孔发热生疮者。

苓泽姜苏汤			
茯苓三钱	泽泻三钱	生姜三钱	杏仁三钱
甘草二钱	橘皮三钱	紫苏三钱	
煎半杯，热服			

治鼻塞声重，语言不清者。

【释义】鼻病通常是指鼻腔及其相关组织的疾病，可见鼻塞、流涕等症状，主要源于肺气不降。肺开窍于鼻，主降，宗气在胸，贯心肺而司呼吸，肺气降则宗气清肃而鼻通，肺气不降则导致宗气壅阻，进而影响到鼻腔的功能，出现鼻塞。正常状态下，肺中清气如雾露氤氲，通过气化作用将津液输布至膀胱而排出体外，故痰涕不生。若肺金失于清肃（即肺气不降），气机郁滞则津液停聚：胸膈间凝滞为痰，鼻窍处熏蒸为涕。初期症状：鼻涕清澈，随着病情发展逐渐变得浑浊。后期症状：鼻涕变得胶黏甚至带有异味，严重时可发展为鼻痈。其核心在于肺的宣降功能失常导致水液代谢障碍，体现了中医“气行则水行，气滞则水停”的病理观，同时暗合五行理论中肺属金、主气司津液输布的生理特性。治疗时以清肺利湿、疏通鼻窍、清热解毒为主，根据患者的体质和具体症状选择合适的药物。

口病根原

口病者，足阳明之不降也。脾主肌肉而窍于口，口唇者，肌肉之本也《素问》语。脾胃同气，脾主升清而胃主降浊，清升浊降，则唇口不病，病者，太阴己土之陷而阳明戊土之逆也。阳明逆则甲木不降而相火上炎，于是唇口疼痛而热肿，诸病生焉。

脾胃不病，则口中清和而无味。木郁则酸，火郁则苦，金郁则辛，水郁则咸，自郁则甘。口生五味者，五脏之郁，而不得土气，则味不自生，以五味司于脾土也。心主五臭，入肾为腐，心为火而肾为水，土者水火之中气，水泛于土则湿生，火郁于土则热作，湿热熏蒸，则口气腐秽而臭恶。

太阴以湿土主令，阳明从燥金化气，脾病则陷，胃病则逆。口唇之病，燥热者多，湿寒者少，责在阳明，不在太阴。然阳明上逆而生燥热，半因太阴下陷而病湿寒，清润上焦之燥热，而不助下焦之湿寒，则得之矣。

甘草黄芩汤

甘草二钱	黄芩二钱	茯苓三钱	半夏三钱
石膏三钱			

煎半杯，热服

治湿热熏蒸，口气秽恶者。

贝母元参汤

贝母三钱	元参三钱	甘草二钱	黄芩二钱

煎半杯，热漱，徐咽

热甚，加黄连、石膏。

治口疮热肿。

桂枝姜苓汤

芍药四钱	桂枝二钱	干姜三钱	甘草二钱
元参三钱	茯苓三钱		

煎大半杯，温服

治脾胃湿寒，胆火上炎，而生口疮者。

【释义】口腔疾病的根本原因在于足阳明胃经的失调以及与之密切相关的脾脏功能失常。具体来说，脾负责升清，将营养物质输送到全身，而胃负责降浊以排出废物。如果脾不升清而下降，胃不降浊而上逆，胃土不降则甲木（胆）不降，使相火上炎，则导致口腔干燥或疼痛等症状。

脾胃功能正常时，口中清和无味。若木郁则口酸，火郁则口苦，金郁则口辛，水郁则口咸，土自郁口甘。口中出现五味，是五脏之气郁结所致，且五味由脾土所司。此外，心主五臭，入肾为腐，水火失调，土中湿热熏蒸，会导致口气腐秽臭恶。

太阴以湿土主令，阳明从燥金化气。脾病易下陷致湿寒，胃病易上逆致燥热。口唇疾病以燥热居多，湿寒较少，但阳明燥热常与太阴湿寒相关。治疗口唇疾病应针对阳明胃土燥热，可以使用清润药物，但应关注下焦湿寒证候。

舌病

心窍于舌，舌者，心之官也。心属火而火性升，其下降者，胃土右转，金敛而水藏之也。胃逆而肺金失敛，则火遂其炎上之性，而病见于舌，疼痛热肿，于是作焉。

火之为性，降则通畅，升则堙郁，郁则苔生。舌苔者，心液之瘀结也。郁于土，则苔黄；郁于金，则苔白。火盛而金燥，则舌苔白涩；火衰而金寒，则舌苔白滑；火衰而土湿，则舌苔黄滑；火盛而土燥，则舌苔黄涩。五行之理，旺则侮其所不胜，衰则见侮于所胜。水者，火之敌，水胜而火负，则苔黑而滑；水负而火胜，则苔黑而涩。凡光滑滋润者，皆火衰而寒凝；凡芒刺焦裂者，皆火盛而燥结也。

心主言，而言语之机关，则在于舌。舌之屈伸上下者，筋脉之柔和也。筋司于肝，肝气郁则筋脉短缩，而舌卷不能言。《灵枢·经脉》：足厥阴气绝则筋绝。筋者，聚于阴器而脉络于舌本，脉弗荣则筋急，筋急则引舌与卵，故唇青、舌卷、卵缩。足太阴气绝，则脉不荣其唇舌，脉不荣则舌萎人中满。《素问·热论》：少阴脉贯肾，络于肺，系舌本，故口燥舌干而渴。足三阴之脉皆络于舌，凡舌病之疼痛热肿，则责君火之升炎。若其滑涩燥湿，挛缩弛长诸变，当于各经求之也。

芩连芍药汤

黄芩三钱	黄连一钱	甘草二钱	贝母二钱，去心
丹皮三钱	芍药三钱		

煎半杯，热服

治舌疮疼痛热肿。

桂枝地黄汤

桂枝三钱	芍药三钱	生地三钱	阿胶三钱
当归三钱	甘草二钱		

煎大半杯，温服

治肝燥舌卷者。

若中风舌强语拙，或杂证舌萎言迟，皆脾肾湿寒，不宜清凉滋润，勿服此方。

【释义】心开窍于舌，舌是心的外在表现。心属火，火具有向上的特性，心火降，则胃土降、肺金敛而肾水藏，不病。胃逆则肺金失敛，火气上炎，导致舌病的发生。火之性向下通畅则健康，向上壅滞则病发，火气壅滞会导致舌苔的变化。苔黄通常与脾湿有关；苔白通常与肺寒有关。苔白涩提示火盛而肺燥；白滑提示火衰而肺寒；黄滑提示火衰而脾湿；黄涩提示火盛而脾燥；黑滑提示水胜而火衰；黑涩提示水衰而火盛。

肝主筋，肝气郁滞会导致筋脉短缩，舌头卷曲，影响言语功能；脾肾气绝也会影响舌的形态和功能。舌病疼痛热肿，多是心火上炎所致。舌苔滑涩燥湿、舌挛缩弛长之变，则要具体分析。对于中风导致的舌强语拙或其他症状，如果是由脾肾湿寒引起的，则不宜使用清凉滋润的药物，以免伤阳而进一步加重脾肾之湿。

牙痛

牙痛者，足阳明之病也。手阳明之经，起于手之次指，上颈贯颊而入下齿。足阳明之经，起于鼻之交頞，下循鼻外而入上齿。手之三阳，阳之清者，足之三阳，阳之浊者。浊则下降，清则上升，手阳明升，足阳明降，浊气不至上壅，是以不痛。

手阳明以燥金主令，足阳明以戊土而化气于燥金，戊土之降，以其燥也。太阴盛而阳明虚，则戊土化湿，逆而不降，并阻少阳甲木之经，不得下行。牙床者，胃土所司，胃土不降，浊气壅迫，甲木逆冲，攻突牙床，是以肿痛。甲木化气于相火，相火失根，逆行而上炎，是以热生。虫牙者，木郁而为蠹也。甲木郁于湿土之中，腐败蠹朽，故虫生而齿坏。

牙齿为骨之余气，足少阴肾水之所生也。水盛于下而根于上，牙者，水之方芽于火位而未盛者也。五行之理，水能胜火而火不胜水，水火一病，则水胜而火负，事之常也。而齿牙之位，以癸水之始基，微阴初凝，根荄未壮，一遭相火逆升，熏蒸炎烈，挟焦石流金之力而胜杯水，势自易易❶。以少水而烁于壮火，未可以胜负寻常之理相提而并论也。

黄芩石膏汤

黄芩三钱	石膏三钱	甘草二钱，生	半夏三钱
升麻二钱	芍药三钱		

煎半杯，热服，徐咽

治牙疼龈肿。

❶ 易易：很容易。

柴胡桃仁汤

柴胡三钱	桃仁三钱	石膏三钱	骨碎补三钱
煎半杯，热服，徐咽			

治虫牙。

【释义】牙痛与手阳明经和足阳明经有关。手阳明经起于手的次指（示指），经过颈部到达脸颊进入下齿；足阳明经起于鼻翼两侧，向下沿着鼻之外侧进入上齿。手阳明经以燥金主令，足阳明经以戊土化气于燥金，戊土下降是因为其性质为燥。太阴脾土旺盛而阳明胃经虚弱时，戊土转燥为湿，导致其下降功能受阻。当浊气因戊土不降而不能正常下降时，会上壅，同时阻碍甲木（胆），使其不得下行，甲木逆冲，从而引发牙龈肿痛。甲木化气于相火，甲木不降则相火上炎，会导致局部发热。甲木在湿土中郁积腐败，会产生蛀牙而导致牙齿损坏。齿为"骨之余"，足少阴肾经与齿息息相关。肾水充足则牙齿坚固，肾水不足则牙齿易病。肾水在下，但其气上达于牙齿，肾水微弱，相火上逆而盛，熏蒸炎烈，水难胜火，导致牙齿疾病。故牙齿疾病的治疗应补肾水以固齿、清降相火以护齿。

咽 喉

咽喉者，阴阳升降之路也。《灵枢·经脉》：胃足阳明之脉，循喉咙而入缺盆。脾足太阴之脉，挟咽而连舌本。心手少阴之脉，挟咽而系目系。小肠手太阳之脉，循咽而下胸膈。肾足少阴之脉，循喉咙而挟舌本。肝足厥阴之脉，循喉咙而入颃颡。五脏六腑之经，不尽循于咽喉，而咽为六腑之通衢，喉为五脏之总门，脉有歧出，而呼吸升降之气，则别无他经也。

六腑阳也，而阳中有阴则气降，故浊阴由咽而下达；五脏阴也，而阴中有阳则气升，故清阳自喉而上腾。盖六腑者，传化物而不藏，不藏则下行，是天气之降也；五脏者，藏精气而不泄，不泄则上行，是地气之升也。地气不升则喉病，喉病者，气塞而食通；天气不降则咽病，咽病者，气通而食塞。先食阻而后气梗者，是脏完而腑伤之也；先气梗而后食阻者，是腑完而脏伤之也。

而总之咽通六腑而胃为之主，喉通五脏而肺为之宗。阳衰土湿，肺胃不降，浊气堙郁，则病痹塞，相火升炎，则病肿痛。下窍为阴，上窍为阳，阴之气浊，阳之气清，清气凉而浊气热，故清气下陷，则凉泄于魄门，浊气上逆，则热结于喉咙也。

甘草桔梗射干汤

甘草二钱，生	桔梗三钱	半夏三钱	射干三钱

煎半杯，热漱，徐服

治咽喉肿痛生疮者。

贝母升麻鳖甲汤

贝母三钱	升麻二钱	丹皮三钱	元参三钱
鳖甲三钱			

煎半杯，热漱，徐服

治喉疮脓成者。

【释义】咽喉是人体阴阳之气升降的重要通道，根据《灵枢·经脉》论述，多个脏腑的经脉都与咽喉有关。六腑属阳，但阳中有阴则气下降，浊阴从咽向下通行。五脏属阴，但阴中有阳则气上升，清阳从喉向上通行。故咽喉是连接上下、沟通内外的重要部位，咽是六腑之气的通道，喉是五脏之气的门户。当阳气下降受阻时会导致咽部疾病，表现为气道通畅但饮食受阻。当阴气上升受阻时会导致喉部疾病，表现为饮食通畅但气道受阻。总体而言，咽喉问题可归因于阳气衰弱、土气湿润，导致肺胃不降，故浊气郁结，相火上升，引发疼痛和肿胀。甘草桔梗射干汤适用于咽喉肿痛并伴有溃疡者，具有清热解毒、利咽消肿的作用；贝母升麻鳖甲汤适用于咽喉溃疡伴有脓肿者，具有清热解毒、活血化瘀的作用。

声音

声音者，手太阴之所司也。肺藏气，而气之激宕则为声，故肺病则声为之不调，气病则声为之不畅。而气之所以病者，由于已土之湿。手阳明主令于燥金，手太阴化气于湿土，阳明旺则金燥而响振，太阴盛则土湿而声喑。譬之琴瑟箫鼓，遇晴明而清越，值阴晦而沉浊，燥湿之不同也。燥为阳而湿为阴，阳旺则气聚而不泄，气通而不塞，聚则响而通则鸣。唇缺齿落而言语不清者，气之泄也；涕流鼻渊而声音不亮者，气之塞也。

然声出于气而气使于神。《灵枢·忧恚无言》：喉咙者，气之所以上下者也。会厌者，声音之户也。口唇者，声音之扇也。舌者，声音之机也。悬雍者，声音之关也。颃颡者，分气之所泄也。横骨者，神气所使，主发舌者也。盖门户之开阖，机关之启闭，气为之也。而所以司其迟疾，时其高下，开阖适宜，而启闭中节者，神之所使也。是故久嗽而音哑者，病在声气；中风而不言者，病在神明。声气病则能言而不能响，神明病则能响而不能言。声气出于肺，神明藏于心。四十九难：肺主五声，入心为言。缘声由气动，而言以神发也。

闻之妇人在军，金鼓不振。李少卿[1]军中有女子，击鼓起士而鼓不鸣。然则调声音者，益清阳而驱浊阴，一定之理也。

茯苓橘皮杏仁汤

茯苓三钱	半夏三钱	杏仁三钱	百合三钱
橘皮三钱	生姜三钱		

煎半杯，热服

治湿旺气郁，声音不亮者。

百合桔梗鸡子汤

百合三钱	桔梗三钱	五味一钱	鸡子白一枚

煎半杯，去滓，入鸡子清，热服

治失声喑哑者。

【释义】声音的产生主要与肺有关，源自气的运动，而气的运动又受神的支配。《灵枢·忧恚无言》详细描述了喉咙、会厌、口唇、舌、悬雍等器官在声音产生中的作用。肺主气，当气体流动受到刺激时就会产生声音，故肺健康与否直接影响到声音的质量。而气的状况好坏与脾土（湿）的状态密切相关，手阳明经属燥金，手太阴经属湿土，手阳明旺盛（金燥）则声音响亮，手太阴过盛（土湿）则声音嘶哑。长期咳嗽导致声音嘶哑是气的病变，能够说话但声音不响亮；中风后失语则是神的损伤。声音出现问题，不仅仅与肺相关，还涉及脾、心等其他脏腑的功能，应根据不同的病因采用不同的治疗方法。

须发

须发者，手足六阳之所荣也。《灵枢·阴阳二十五人》：手三阳之上者，皆行于头，阳明之经，其荣髭也，少阳之经，其荣眉也，太阳之经，其荣须也。足三阳之上者，亦行于头，阳明之经，其荣髯也，少阳之经，其荣须也，太阳之经，其荣眉也。凡此六经，血气盛则美而长，血气衰则恶而短。

---

[1] 李少卿：李陵，字少卿，名将李广之孙。

夫须发者，营血之所滋生，而实卫气之所发育也。血根于上而盛于下，气根于下而盛于上。须发上盛而下衰者，手足六阳之经气盛于上故也。《灵枢·决气》：上焦开发，宣五谷味，熏肤，充身，泽毛，若雾露之溉，是谓气。冬时阳气内潜，而爪发枯脆，夏日阳气外浮，而爪须和泽。缘须发之生，血以濡之，所以滋其根荄，气以煦之，所以荣其枝叶也。

宦者伤其宗筋，血泄而不滋，则气脱而不荣，是以无须，与妇人正同。

然则须落发焦者，血衰而实气败，当于营卫二者双培其本枝，则得之矣。

桂枝柏叶汤

首乌三钱	桂枝三钱	丹皮三钱	生地三钱
柏叶三钱	生姜三钱	人参三钱	阿胶三钱

煎大半杯,温服

治须落发焦，枯燥不荣。

黄涩早白，加桑椹、黑豆。阳衰土湿者，加干姜、茯苓。肺气不充，重用黄芪，肺主皮毛故也。

【释义】根据《灵枢·阴阳二十五人》所说，手三阳经和足三阳经都上行至头部，并分别对应不同部位的须发，六经血气盛则须发美而长，六经气血衰则须发不荣而枯脱。另外，须发还呈现季节性生理变化，冬天阳气内收，指甲和头发会变得干燥脆弱；夏天阳气外散，指甲和头发则显得滋润光泽。须发的生长依赖于气血的滋养，血液滋养须发的根部，而卫气则使须发茂盛，具有光泽。可用桂枝柏叶汤治疗胡须脱落、头发干枯无光泽。如果头发早白且干枯，可以加入桑椹和黑豆，若阳衰土湿可以加入干姜和茯苓，肺气不足可以重用黄芪以补肺气，因为肺主皮毛。

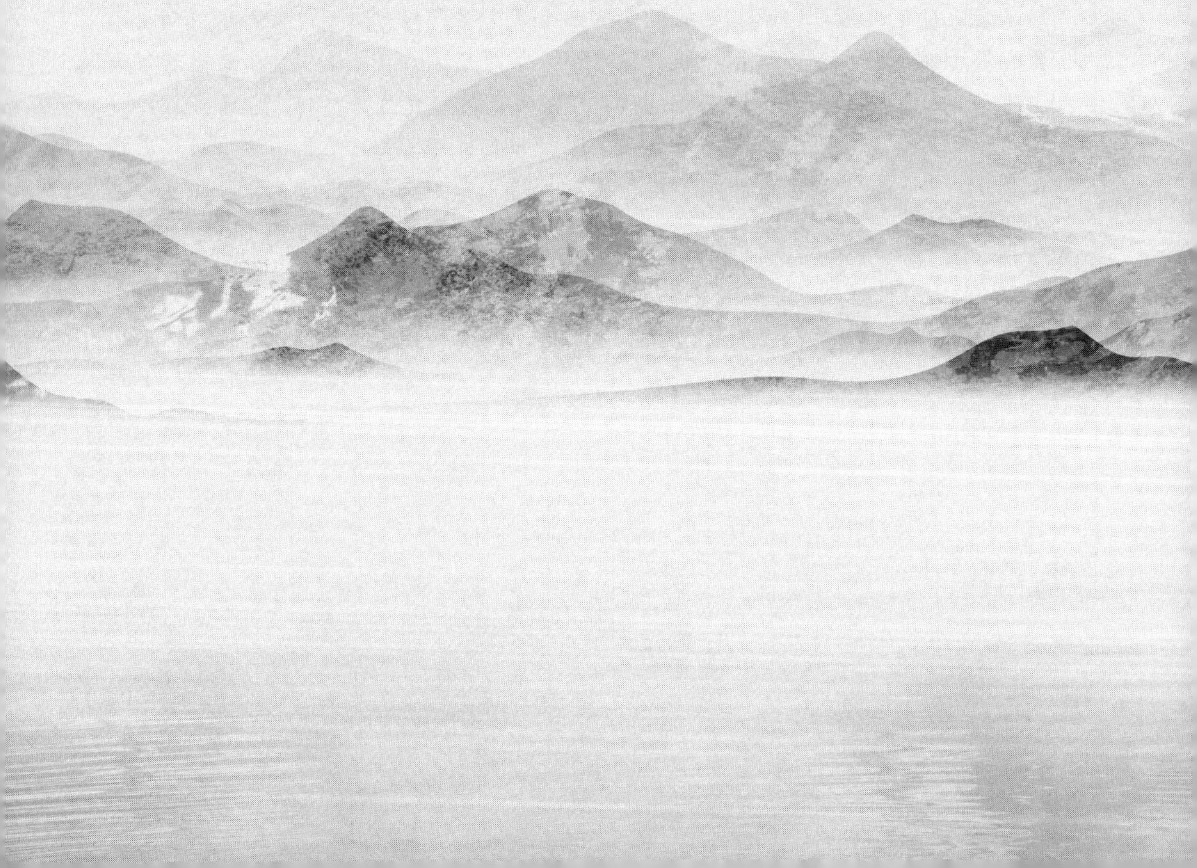

卷九

疮疡解

疮疡之病，因寒邪伤营，血涩气阻，积郁成热，肉腐为脓。阳盛则红肿而外发，阴盛则黑塌而内陷。其轻则疥癣之疾，其重则腹内之病。

《灵枢》义晰[1]而无方，《金匮》法略而未备，后世外科之家，仰钻莫入，茫若其言，玉版尘封，金匮云埋。知若亚父，遭此难而身倾；贤如伯牛[2]，遘[3]斯疾而命殒。贤智不解其义，而况余子乎！

往年目病，悔为庸妄所误，寒泄脾阳，耳后壅肿，清脓如注，又几误于外科之手。游息浮扬，一缕未断，念之至今病悸，作疮疡解。

【释义】疮疡病的病因病机为寒邪损伤营气，导致血涩气阻，日久积郁成热，组织坏死后腐败物质聚集形成脓液。阳盛者表现为疮疡红肿，向外发展；阴盛者表现为疮疡呈黑色，向内凹陷。病情轻微的可能表现为疥癣之类的皮肤病，严重的可能涉及腹内器官的病变。

---

❶ 晰：明。

❷ 伯牛：春秋．鲁国人，孔门十哲之一。

❸ 遘（gòu）：遇，遭遇。

痈疽根原

痈疽者，寒伤营血之病也。血之为性，温则流行，寒则凝涩。寒伤营血，凝涩不运，卫气郁阻，蓄而为热，热盛则肉腐为脓。脓瘀不泄，烂筋而伤骨，骨髓消烁，经脉败漏，熏于五脏，脏伤则死矣。

痈病浅而疽病深，浅则轻而深则重。痈者，营卫之壅于外也；疽者，气血之阻于内也。营卫之壅遏，有盛有不盛，故肿有大小。穴腧开而风寒入，寒郁为热，随孔窍而外发，故其形圆。疽之外候，皮夭而坚，痈之外候，皮薄而泽，阴阳浅深之分也。

《灵枢·痈疽》：寒邪客于经脉之中则血涩，血涩则不通，不通则卫气归之，不得复反，故臃肿。寒气化为热，热盛则腐肉，肉腐则为脓。痈成为热，而根原于外寒，故痈疽初起，当温经而散寒，行营而宣卫。及其寒化为热，臃肿痛楚，于此营卫遏闭之秋，仍宜清散于经络。至于脓血溃泆，经热外泄，营卫俱败，自非崇补气血不能复也。如其经络阴凝，肿热外盛，气血虚寒，脓汁清稀，则更当温散而暖补之，不可缓也。若夫疮疖疥癣之类，其受伤原浅，但当发表而泻卫，无事他方也。

桂枝丹皮紫苏汤

桂枝三钱	芍药三钱	甘草二钱	丹皮三钱
苏叶三钱	生姜三钱		

煎大半杯，热服，覆取微汗

治痈疽初起。

《金匮》：诸脉浮数，应当发热，而反洒淅恶寒，若有痛处，当发疮痈。痈疽因外感寒邪，伤其营血，营伤而裹束卫气，卫气郁阻，不得外达，故见恶寒。卫郁热发，肉腐脓化，则成痈疽。

初起经络郁遏，必当发表。表解汗出，卫郁透泄，经络通畅，则肿痛消除，不作脓也。若不得汗，宜重用青萍发之。表热太盛，用地黄、天冬，凉泻经络之郁。卫气太虚，用黄芪益其经气。

丹皮黄芪汤			
桂枝三钱	桃仁三钱	甘草二钱	桔梗三钱
丹皮三钱	生姜三钱	元参三钱	黄芪三钱，生
煎大半杯，热服			

治皮肉臃肿，痈疽已成者。

热盛，重用黄芪、天冬、地黄。

排脓汤			
甘草二钱，炙	桔梗三钱	生姜三钱	大枣三枚
煎大半杯，温服			

治脓成热剧，皮肉松软者。

桂枝人参黄芪汤			
人参三钱	黄芪三钱，炙	桂枝三钱	甘草二钱，炙
当归三钱	芍药三钱	茯苓三钱	丹皮三钱
煎大半杯，温服			

治脓泄热退，营卫双虚者。

黄芪人参牡蛎汤			
黄芪三钱	人参三钱	甘草二钱	五味一钱
生姜三钱	茯苓三钱	牡蛎三钱	
煎大半杯，温服			

治脓泄后溃烂，不能收口者。洗净败血腐肉，用龙骨、象皮细末少许收之，贴仙灵膏。

仙灵膏			
地黄八两	当归二两	甘草二两	黄芪二两
丹皮一两	桂枝一两		
麻油一斤、黄丹八两，熬膏，入黄蜡、白蜡、乳香、没药各一两，罐收。脓后溃烂，久不收口，洗净贴。一日一换，计日平复			

大黄牡丹汤

大黄三钱　芒硝三钱　冬瓜子三钱　桃仁三钱
丹皮三钱

煎大半杯，热服

治疽近肠胃，内热郁蒸者。

参芪苓桂干姜汤

人参三钱　黄芪三钱　甘草二钱　茯苓三钱
桂枝三钱　干姜三钱　丹皮二钱

煎大半杯，温服

治阴盛内寒，及脓清热微者。甚加附子。

仙掌丹

斑蝥八钱，去头翅，糯米炒黄用，去米。川产者良，余处不可用　前胡四分，炒　乳香一钱，去油　没药一钱，去油
血竭一钱　元参四分　冰片五分　麝香五分

研细，瓶收。

凡阳证痈疽初起，针破疮顶，点药如芥粒，外用膏药贴之，顷刻流滴黄水，半日即消。重者一日一换，一两日愈，神效。脓成无用，阴证不治

【释义】痈疽是由寒邪侵袭导致营血受损所致。营血的性质是温暖时流畅，寒冷时凝滞。寒邪损伤营血后，血液凝滞不畅，卫气被阻塞，蓄积生热，导致肉腐生脓。脓液淤积不排出的话，会侵蚀筋骨，损伤脏腑，最终危及生命。

痈与疽的区别在于病位的深浅，痈病较浅，疽病较深；在病因上，痈是营卫在体表郁阻所致，疽则是气血在内部郁阻的结果，而痈疽肿胀大小取决于营卫阻塞的程度。另外，疽外皮肤颜色变暗且坚实，痈外皮肤较薄且有光泽。治疗时也应分阶段进行：痈疽初起时应用温经散寒、宣发营卫的治法，以促进营卫的运行；当寒邪郁而化为热邪致痈疽肿痛时，需要清热散结、疏通经络；脓液排出后，如果经脉热毒已消，营卫都受损，需要补益气血；特殊情况下，如疮疖等疾病病情较轻微，只需通过发汗和清热的方式处理即可。

瘰疬根原

瘰疬者，足少阳之病也。足少阳以甲木而化气于相火，其经自头走足，行身之旁，起目之外眦，上循耳后，从颈侧而入缺盆，下胸腋而行胁肋，降于肾脏，以温癸水。相火降蛰，故癸水不至下寒，而甲木不至上热。而甲木之降，由于辛金之敛，辛金之敛，缘于戊土之右转也。戊土不降，少阳逆行，经气壅遏，相火上炎，瘀热抟结，则瘰疬生焉。

肝胆主筋，筋脉卷屈而臃肿，故磊落历碌[1]，顽硬而坚实也。《灵枢·经脉》：胆足少阳之经，是动则病口苦，心胁痛，缺盆中肿痛，腋下肿，马刀侠[2]瘿。马刀侠瘿[3]者，足少阳之脉，循缺盆，挟胸膈，而走胁肋，其经弯如马刀，而瘿瘤挟生也。《金匮》：痹侠背行，若肠鸣，马刀侠瘿者，皆为劳得之。此以劳伤中气，戊土逆升，少阳经脉降路壅阻，相火郁蒸，故令病此。

病在筋而不在肉，故坚而不溃，溃而不敛，较之诸疮，最难平复。而相火升炎，上热日增，脾肾阳亏，下寒日剧。久而阳败土崩，遂伤性命。非伤于血肉之溃，乃死于中气之败也。法当培中气以降阳明，肺胃右行，相火下潜，甲木荣畅而归根，则疮自平矣。

柴胡芍药半夏汤

柴胡三钱	芍药三钱	元参三钱	甘草二钱
半夏三钱	丹皮三钱	牡蛎三钱	鳖甲三钱

煎大半杯，热服

上热甚者，加黄芩、地黄。血虚木燥，加首乌。肿痛，加贝母。脓成，加桔梗。

【释义】瘰疬通常是指颈部淋巴结肿大或结节性疾病，中医认为其与足少阳胆经相关。足少阳胆经与肝木相关，化气于相火，经脉从头部下行至足部，沿身

[1] 磊落历碌：形容瘰疬累累如串珠。

[2] 侠：与“夹”同。痹侠背行，即脊柱两侧有麻木感。

[3] 马刀侠瘿：结核生于腋下，形如马刀的名为“马刀”，生于颈旁如贯珠的名为侠瘿。

体侧面、耳后、颈部、胸腋、胁肋而行，最终下降至肾脏，以温暖癸水。因为相火下降，所以癸水下不寒、甲木（胆）上不热。而甲木（胆）之降，依赖于辛金（肺）之敛，而辛金（肺）之敛，又依赖于戊土（胃）之降。当戊土不能正常下降时，少阳胆经逆行，经气壅塞，相火上升，导致局部瘀热结聚，形成瘰疬。肝主筋脉，瘰疬的症状表现为筋脉蜷曲、肿胀、质地坚硬，以及心胁痛、缺盆肿痛、腋下肿胀等。瘰疬的特点是质地坚硬，不易溃烂，即使溃烂也不易愈合，与其他类型的疮疡相比更难以恢复。相火上升导致上热加重，脾肾阳气亏损导致下寒加剧，长此以往可能导致中气衰竭，危及生命。治疗当以培中气以降阳明为主，阳明降，则相火下降。

癞风根原

癞风者，风伤卫气，而营郁未尽泄也。卫性收敛，营性发扬，风伤卫气，闭其皮毛，风愈泄则卫愈闭，其性然也。卫闭则营血不得外发，于是郁蒸而生里热。六日经尽，营热郁发，卫不能闭，则肿透皮毛，而见红斑。斑发热除，则病愈矣。若卫闭不开，斑点莫出，营热内遏，脏腑蒸焚，则成死证。

风以木气而善疏泄，其卫气之闭者，风泄之也，其卫气之闭而终开者，亦风泄之也。初时感冒，经热未盛，则气闭而风不能泄。经尽之后，营热蒸发，则风泄而气不能闭，是以疹见。风有强弱之不同，气有盛衰之非一，风强而气不能闭，则斑点尽出，气盛而风不能泄，则斑点全无。

若风气相抟，势力均平，风强而外泄，气盛而内闭。风强则内气不能尽闭，气盛则外风不能尽泄，泄之不透，隐见于皮肤之内，是谓瘾疹。气之不透，泄郁而为痒。痒者谓之泄风，又曰脉风。泄风者，风之未得尽泄，而遗热于经脉之中也。泄风不愈，营热内郁，久而经络蒸淫，肌肉腐溃，发为痂癞，是名癞风。

肺司卫气而主皮毛，卫气清和，熏肤，充身，泽毛，若雾露之溉焉，则皮毛荣华。卫气郁闭，发肤失其熏泽，故肤肿而毛落。肺窍于鼻，宗气之所出入。宗气者，卫气之本，大气之抟而不行，积于胸中，以贯心肺而行呼吸者也。卫气闭塞，则宗气蒸瘀，失其清肃，故鼻柱坏也。

大凡温疫中风，发表透彻，红斑散布，毫发无郁，必无此病。

法宜泻卫郁而清营热，决腐败而生新血，经络清畅，痂癞自平矣。

紫苏丹皮地黄汤			
苏叶三钱	生姜三钱	甘草二钱	丹皮三钱
芍药三钱	地黄三钱		
煎大半杯，热服。覆衣，取汗			

若不得汗，重用青萍发之，外以青萍热汤熏洗，以开汗孔。汗后用破郁行血之药，通其经络，退热消蒸之剂，清其营卫，腐去新生，自能平愈。

但凉营泻热之品，久服则脾败，当酌加姜、桂行经之药，不至内泄脾阳，则善矣。

【释义】癞风是一种由外感风邪引发，影响卫气和营血正常功能所致的疾病。卫气具有保护体表、抵御外邪入侵的功能，营血负责滋养全身。当风邪侵袭时首先伤及卫气，皮毛闭塞，营血无法正常外达皮肤表面，造成营血郁热。六日经尽后，营热逐渐上升，卫气开泄，则至肌表而出现红斑等，这是营血之热得以宣泄的表现，通常伴随发热症状缓解，标志着病情向痊愈方向发展。如果卫气持续处于郁闭状态，斑点不出，营热进一步郁积，会导致脏腑受热蒸焚，最终可能演变成危及生命的状况。如果风邪较强，卫气无法完全闭合，导致斑点全部显现。相反，如果卫气较强，风邪无法充分疏泄，则不会出现斑点。当风邪和卫气的力量相对平衡时，风邪能够部分疏泄，但卫气仍能部分闭合。这种情况下风邪无法完全疏泄，导致斑点隐现于皮肤内，形成瘾疹。若风邪未能完全疏泄，遗热于血脉进一步引发瘙痒感，则为泄风。如果瘾疹长期得不到治疗，营热积聚扩散，最终可能导致肌肉腐烂形成疠癞，即“癞风”。肺开窍于鼻，卫气闭塞导致宗气郁滞，鼻失清肃之气，出现鼻柱损坏（如鼻部溃烂、变形等）。温疫或中风初期能够通过发汗等方法使病邪从表透出，使体内热毒得以散发，表现为皮肤上出现红斑且分布均匀，则不会出现瘾疹、疠癞。故本病治疗原则为疏解卫气的郁结状态、清泻营热、化腐生新。紫苏丹皮地黄汤中，紫苏叶、生姜发汗解表；甘草调和诸药，同时也有一定的解毒、缓急止痛作用；牡丹皮、芍药清热凉血、活血化瘀；地黄滋阴养血；全方兼顾营卫。

痔漏根原

痔漏者，手太阳之病也。手之三阳，自手走头，足之三阳，自头走足。手三阳之走头者，清阳之上升也；足三阳之走足者，浊阴之下降也。足三阳病则上逆而不降，手三阳病则下陷而不升。

《素问·气厥论》：小肠移热于大肠，为虙[1]瘕，为沉痔。五行之理，升极必降，降极必升，升则阴化为阳，降则阳化为阴。水本润下，足少阴以癸水而化君火者，降极则升也；火本炎上，手太阳以丙火而化寒水者，升极则降也。手太阳病则丙火下陷，不上升而化寒水，是以小肠有热。五脏六腑，病则传其所胜，以丙火而化庚金，是以移热于大肠。魄门处大肠之末，丙火传金，陷于至下之地，是以痔生于肛也。

然病在于二肠，而究其根原，实因于脾。《素问·生气通天论》：因而饱食，筋脉横解，肠澼为痔。以过饱伤脾，脾气困败，不能消磨，水谷莫化，下趋二肠，而为泄利。泄则脾与二肠俱陷，丙火陷于肛门，此痔病所由生也。

气统于肺，而肺气之降者，胃土之右转也；血藏于肝，而肝血之升者，脾土之左旋也。凡经络脏腑之气，皆受于肺；凡经络脏腑之血，皆受于肝。戊土一降，而诸气皆降，己土一升，则诸血皆升。脾土湿陷，则肝木下郁而血不上行，故脱失于大便，凝则为虙瘕，流则为沉痔。沉虙者，皆肝血之下陷，无二理也。

《灵枢·邪气脏腑病形》：肾脉微涩，为不月、沉痔。血流于后，则为沉痔，血凝于前，则为不月，不月即虙瘕也。《金匮》：小肠有寒者，其人下重便血，有热者，必痔。痔与下重便血，皆丙火之下陷。火衰而陷者，则下重便血而不痔；火未衰而陷者，则下重便血而痔生。要之，痔家热在魄门，而脾与小肠，无不寒湿。缘丙火不虚则不陷，陷则下热而中寒。丙火上升而化寒水者，常也，下陷而不化寒水，是以生热。陷而不升，故热在魄门而不在肠胃也。

此病一成，凡遇中气寒郁，则火陷而痔发。无论其平日，即其痔发肛热之时，皆其寒湿内作之会[2]，而医工不知也。

经血陷流，习为熟路，岁久年深，时常滴漏，则为漏病，譬如器漏而水泄也。

茯苓石脂汤

茯苓三钱	丹皮三钱	桂枝三钱	芍药四钱
干姜二钱，炒	甘草二钱	赤石脂三钱	升麻一钱

煎大半杯，温服

治痔漏肿痛下血者。

肛热加黄连，木燥加阿胶。

---

[1] 虙（fú）：同“伏”。

[2] 会：犹“期”也。

【释义】痔漏主要源于手太阳小肠经的问题。手三阳经气主上升，足三阳经气主下降，足三阳病则气上逆而不降，手三阳病则气下陷而不升。如果足三阳经的功能受到影响，可能会导致气血上升异常，出现诸如头晕等症状；同样，手三阳经出现问题，可能导致气血下降异常，影响相应部位的功能。

《素问·气厥论》：小肠移热于大肠，为虙瘕（积聚）、沉痔（痔疮）。五行之理，升极必降，降极必升。足少阴肾经（癸水）化君火，是降极则升；手太阳小肠经（丙火）化寒水，是升极则降。手太阳小肠经属丙火，若丙火下陷，不能上升化寒水，则小肠有热。五脏六腑病则传其所胜，故小肠（丙火）传热于大肠（庚金），导致大肠热盛。大肠末端为魄门（肛门），丙火传热于大肠，陷于至下之地，导致痔疮生于肛门。

虽然病在二肠，但其实脾为痔病之根。过饱伤脾，脾气困败，不能消磨水谷，导致水谷下趋二肠，引发泄利。泄利则脾与二肠俱陷，丙火陷于肛门，形成痔病。

肺主气，肺气之降依赖于胃土（戊土）的右转。肝藏血，肝血之升依赖于脾土（己土）的左旋。脾土湿陷，则肝木下郁，血不上行，导致血脱失于大便。血凝则为虙瘕（积聚），血流则为沉痔（痔疮）。因此痔病的根本在于肝血下陷，血凝或血流于下，形成虙瘕或沉痔。《灵枢·邪气脏腑病形》提到肾脉微涩，血凝于前（胞宫）为闭经，血流于后（肛门）为沉痔。《金匮要略》指出小肠有寒者下重便血，有热者必痔。丙火（小肠火）下陷，火衰则下重便血而不痔，火未衰则下重便血而痔生。丙火下陷而不化寒水，导致肛门生热。中气寒郁时，丙火下陷，痔病发作。即使痔发时肛门发热，其根本仍是寒湿内盛。痔病日久，经血陷流成习，如同器皿漏水，难以自止，形成漏病（如肛漏）。

本病治疗以清热利湿、调理中气、疏通经络为主，茯苓石脂汤用于治疗痔疮肿痛出血。若肛门部位发热，可在方中加入黄连；若大便干燥，可在方中加入阿胶。

四圣心源

卷十

妇人解

妇人之证，率与男子无殊，惟其经脉胎产三十六病，则与丈夫不同。其源流通塞，实资于调燮[1]，花萼长消，端赖于栽培。降自后世，此义遂乖。伤旸谷[2]之忽寒，叹温泉之遽冱，泛桃花之巨浪，决瓠子之洪波，乃使春华易萎，秋实难成，胎伤卵破，女德无终，玉折兰摧，妇怨何极！仆本恨人[3]，痛心在目，作妇人解。

【释义】女性在大多数疾病的病因病机上与男性无异，但女性特有的疾病主要与月经、胎产相关，统称为“三十六病”。这些疾病与女性的生理特点密切相关，需特别重视。月经正常是女性健康的基础，调经的核心在于调和气血，使经脉通畅。后世常忽视女性生理特点，导致寒热失调，影响月经和胎产。女性气血紊乱导致月经不调、胎产不顺，若忽视调经养胎可导致女性早衰、不孕或流产。作者著书立说撰写《妇人解》以系统阐述女性疾病的病因病机与治疗方法。

❶ 调燮：调理。
❷ 旸（yáng）谷：日出之地。
❸ 恨人：失意抱恨之人。

经脉根原

经脉者，风木之所化生也。人与天地相参也，与日月相应也《灵枢经》语。男子应日，女子应月。月满则海水西盛，鱼脑充，蚌蛤实，经脉溢；月晦则海水东盛，鱼脑减，蚌蛤虚，经脉衰。月有圆缺，阴有长消，经脉调畅，盈缩按时，月满而来，月亏而止者，事之常也。

金主收敛，木主疏泄，金敛而木不能泄，则过期不来，木疏而金不能敛，则先期而至。收敛之极，乃断绝而不行，疏泄之甚，故崩漏而不止。木郁或中变为热，水郁则始终皆寒。其重者，亡身而殒命，其轻者，绝产而不生，非细故也。

其凝而不解者，水寒而木郁也。肾肝阴旺，经脉凝冱，既堙郁而腐败，乃成块而紫黑，调经养血之法，首以崇阳为主也。盖经水之原，化于己土，脾阳左旋，温升而生营血，所谓中焦受气取汁，变化而赤，是谓血也《灵枢经》语。血藏于肝而总统于冲任，阴中阳盛，生意沛然，一承雨露，煦濡长养，是以成孕而怀子。譬之于土，阳气冬藏，水泉温暖，春木发扬，冻解冰消，暖气升腾，故万物生焉。使冬无地下之暖，虽有阳和司令，亦成寒谷不生矣。

后世庸工，全昧此理。滋阴凉血，伐泄生阳，变膏腴之壤，作不毛之地，摧后凋之木，为朝华之草。目击此风，良深永叹！仲景垂温经一法，吹邹子之暖律，飘虞地之熏风❶，古训昭然，来者当熟复而详味也。

【释义】人体与自然界相呼应，尤其是女性的月经周期与月的圆缺相关，月满时经脉血液充盈，月缺时经脉血液减少。经血来源于脾土，脾阳左旋温升产生营血，血藏于肝但由冲任二脉调控。女性月经由金木（肺肝）的关系主导，金主收敛，木主疏泄。金收敛过度而木不能疏泄，则月经周期延长；木疏泄过度而金不能收敛，则月经提前。木郁可能转变为热，水郁则表现为持续的寒凉，严重的木郁或水郁可能导致生命危险或不孕。因此，调经养血的原则是温补阳气、去除瘀血，以促进血液循环和经脉的畅通，切忌滋阴、凉血之法，以免进一步损伤阳气。

---

❶ 虞地之熏风：吴地吹来的暖风。

闭结

经脉闭结，缘于肝木之郁。血者，木中之津液也。木性喜达，木气条达，故经脉流行，不至结涩。木气郁陷，发生不遂，则经血凝滞，闭结生焉。

乙木既陷，甲木必逆。乙木遏陷，温气不扬，则生下热；甲木冲逆，相火不归，则生上热。经脉燔蒸，而升降阻格，内无去路，则蒸发皮毛，泄而为汗。汗出热退，皮毛既阖[1]，而经热又作。热日作而血日耗，汗日泄而阳日败，久而困惫尪[2]羸，眠食废损。人知其经热之盛，而不知其脾阳之虚，误以凉营泻热之药投之，脾阳颓败，速之死矣。其肝胆固属燥热，其脾肾则是湿寒，治当分别而调剂之，未可专用清凉也。

盖木生于水而长于土，乙木之温，即脾阳之左升也。水寒土湿，木气不达，抑郁盘塞，则经脉不通，以其生气失政而疏泄不行也。未有脾阳健运，木陷而血瘀者。其肝木之陷，咎在于脾；其胆木之逆，咎在于胃。己土不升，则戊土不降，中气莫运，故四维不转，非第肝胆之过也。若见其闭结，辄用开通，中气已亏，再遭攻下，强者幸生，弱者立毙，十全二三，甚非良法也。

桂枝丹皮桃仁汤

桂枝三钱	芍药三钱	丹皮三钱	桃仁三钱
甘草二钱	茯苓三钱	丹参三钱	

煎大半杯，温服

上热，加黄芩。中寒，加干姜。中气不足，加人参。血块坚硬，加鳖甲、䗪虫。脾郁，加砂仁。

【释义】经脉闭结主要是由于肝气郁滞所致。肝木倾向于舒展和条达，木气条达时血液在经脉中顺畅流动；木气郁滞时血液凝滞，导致闭结。肝木受阻下陷时会导致下热，胆木逆冲而相火上炎时会导致上热。经脉热盛而无升降之径，内无去路，则向外蒸发皮毛，故见汗出、热退等症状，日久则血耗阳败，出见疲倦无力、过度消瘦、失眠、食欲减退等。人们常因经脉热盛而误用凉营泄热之药，而不知脾阳虚损、肾阳不足，故治疗时不宜单纯使用清凉药物。脾阳健运是维持经脉畅通的关键，脾阳健运则木升畅达，胃降则相火下藏，则肾水不寒，故治疗

---

[1] 阖：同“合”。

[2] 尪（wāng）：瘦弱。

时应着重于调理脾阳，促进木气条达。如果仅仅因为经脉闭结就采用攻下的方法，可能会进一步损害中气，尤其是对于体质较弱的人来说更为危险。

崩漏

经脉崩漏，因于肝木之陷。肝木主生，生意畅遂，木气条达，则经血温升，不至下泄。生意郁陷，木气不达，经血陷流，则病崩漏。

木气疏泄，血藏肝木，而不致疏泄者，气举之也。气性降而血性升，气降于下，又随肝木而左升，血升于上，又随肺金而右降。血之在上者，有气以降之，血之在下者，有气以升之，是以藏而不泄也。肝木郁陷，升发不遂，气愈郁而愈欲泄。木欲泄而金敛之，故梗涩而不利；金欲敛而木泄之，故淋漓而不收。金能敛而木不能泄，则凝瘀而结塞；木能泄而金不能敛，则滂沛而横行。

其原全由于土败。土者，血海之堤防也。堤防坚固，则澜安而波平，堤防溃败，故泛滥而倾注。崩者，堤崩而河决；漏者，堤漏而水渗也。缘乙木生长于水土，水旺土湿，脾阳陷败，不能发达木气，升举经血，于是肝气下郁，而病崩漏也。后世庸医崩漏之法，荒唐悖谬，何足数[1]也。

桂枝姜苓汤

甘草二钱	茯苓三钱	桂枝三钱	芍药三钱
干姜三钱	丹皮三钱	首乌三钱	

煎大半杯，温服

治经漏。

桂枝姜苓牡蛎汤

甘草二钱	茯苓三钱	桂枝三钱	芍药三钱
干姜三钱	丹皮三钱	首乌三钱	牡蛎三钱

煎大半杯，温服

治血崩。

气虚，加人参。

【释义】崩漏表现为经血量过多或持续时间延长。根据中医理论，崩漏的发

[1] 数：说。

生与肝木、脾胃、气机升降的失调有关。当肝木功能正常时，经血能够顺畅流动而不至于下泄；当肝木功能失调，导致经血下泄，就会发生崩漏。经血的正常存储和排出依赖于气的升降作用，气性下降而血性上升，气降于下，可随肝木而升，血升于上，可随肺金而下降，所以说血在上但有气降之、血在下而有气升之，故血藏而不泻。肝木功能失调而下陷时，气的升降功能受到影响，经血不再受到有效控制，导致崩漏。脾主统血，脾有统摄血液在经脉之中流行，防止逸出脉外的功能。当脾土功能衰败时，就像堤防崩溃一样，导致血海泛滥，引发崩漏。桂枝姜苓汤适用于经漏，具有温中健脾、活血化瘀的作用；桂枝姜苓牡蛎汤适用于血崩，在桂枝姜苓汤的基础上增加了牡蛎，增强了收敛止血的效果。对于气虚者，可以在上述方剂中加入人参以补气。

先期后期

先期者，木气之疏泄，崩漏之机也；后期者，木气之遏郁，闭结之机也。其原总由于脾湿而肝陷。木气郁陷，不得发扬，则经血凝瘀，莫能通畅，无论先期后期，血必结涩而不利。

其通多而塞少者，木气泄之，故先期而至。以经血上行，则血室不见其有余，必月满阴盈而后来，血陷则未及一月，而血室已盈，是以来早。其塞多而通少者，木不能泄，则后期而至。以木气郁遏，疏泄不行，期过一月，而积蓄既多，血室莫容，然后续下，是以来迟也。

桂枝姜苓汤

丹皮三钱	甘草二钱	茯苓三钱	首乌三钱
干姜三钱	桂枝三钱	芍药三钱	

煎大半杯，温服

治经水先期。

姜苓阿胶汤

丹皮三钱	甘草二钱	桂枝三钱	茯苓三钱
干姜三钱	丹参三钱	首乌三钱	阿胶三钱

煎大半杯，温服

治经水后期。

【释义】月经先期和后期是肝气失调的结果。月经先期是指月经周期提前，通常与肝气疏泄过度有关；月经后期是指月经周期延后，通常与肝气郁滞有关。肝气的疏泄、郁滞与脾湿和肝气下陷有关。肝气疏泄过度会加速血的循环，使血提前充满血室，故出现月经先期；肝气郁滞使得血的循环减慢，血在血室中积聚的时间延长，故出现月经后期。而当脾湿重时则肝气容易下陷，导致月经周期异常。治疗上应以健脾化湿、疏肝理气、调和气血为主，可酌情选用茯苓、干姜、白术、桂枝、芍药、丹参、何首乌、阿胶、牡丹皮等。桂枝姜苓汤具有温中散寒、活血调经的功效，可用于治疗月经先期；姜苓阿胶汤具有温中散寒、养血调经的功效，可用于治疗月经后期。通过温中散寒、活血化瘀的方法来治疗月经周期异常，特别注重通过药物帮助身体调节肝脾的功能，以达到调经的目的。

结瘀紫黑

经水结瘀紫黑，血室寒冱而凝涩也。血之为性，温则行，寒则滞，滞久则堙郁而腐败，是以成块而不鲜。此以土湿水寒，木气郁塞之故。庸工谓之血热，据其木郁生热，而昧其水土之湿寒，祸世非小也。

苓桂丹参汤

丹皮三钱	甘草二钱	干姜三钱	茯苓三钱
桂枝三钱	丹参三钱		

煎大半杯，温服

【释义】经水结瘀紫黑主要源于脾土湿气过重、肾水寒凉、肝木郁塞，进而影响到血液的正常运行。血液的特性是温暖时流畅，寒冷时停滞，当血液停滞时间较长，就会导致血液凝固腐败，形成血块。庸医认为经水结瘀紫黑是因木郁血热而致，而忽略了脾湿肾寒。苓桂丹参汤用于治疗经水结瘀紫黑，丹皮、丹参疏肝活血化瘀，干姜、桂枝温脾肾之阳，茯苓、甘草健脾祛湿。治疗时需根据患者的体质和具体症状加减合适的药物。

经行腹痛

经行腹痛，肝气郁塞而刑脾也。缘其水土湿寒，乙木抑遏，血脉凝涩不畅。月满血盈，经水不利，木气壅迫，疏泄莫遂，郁勃冲突，克伤脾藏，是以腹痛。

中气不运，胃气上逆，则见恶心呕吐之证。血下以后，经脉疏通，木气松和，是以痛止。此多绝产不生。温燥水土，通经达木，经调痛去，然后怀子。

其痛在经后者，血虚肝燥，风木克土也。以经后血虚，肝木失荣，枯燥生风，贼伤土气，是以痛作也。

苓桂丹参汤

丹皮三钱	甘草二钱	丹参三钱	干姜三钱
桂枝三钱	茯苓三钱		

煎大半杯，温服

治经前腹痛。

归地芍药汤

当归三钱	地黄三钱	芍药三钱	甘草二钱
桂枝三钱	茯苓三钱	首乌三钱	

煎大半杯，温服

治经后腹痛。

【释义】月经期腹痛通常是因为肝气郁结，进而影响到脾脏的功能所致。脾土湿气过重、肾水寒凉、肝木郁结而失于疏泄，导致血液运行不畅，特别是在月经来潮时，血量增多，如果经血流通受阻，就会引起腹部疼痛，一旦经血排出，疼痛通常会减轻或消失。如果中气不足而失运，可能导致胃气上逆，表现为恶心、呕吐等症状。经后腹痛通常是由血虚肝燥所致。血虚则肝木得不到足够的滋养而生燥，燥则生风而克脾土，故导致腹痛。经前腹痛治以苓桂丹参汤，可温脾肾之阳以祛寒湿、健脾胃疏肝气；经后腹痛治以归芍地黄汤，可补血润燥以柔肝。

热入血室

经水适来之时，外感中风，发热恶寒，七八日后，六经既遍，表解脉迟，热退身凉，而胸胁痞满，状如结胸，语言谵妄，神识不清，此谓热入血室也。以少阳之经，下胸贯膈，而循胁里。少阳厥阴，表里同气，血藏于厥阴，热入血室，同气相感，自厥阴而传少阳，甲木逆升，经气不降，横塞胸胁，故状如结胸。君相感应，相火升炎，而烁心液，故作谵语。肝主血，心主脉，血行脉中，血热则心病也。

盖经下之时，血室新虚，风伤卫气，卫气闭敛，营郁热发，热自经络而入血室，势所自然。宜清厥阴少阳之经，泻热而凉血也。

柴胡地黄汤			
柴胡三钱	黄芩三钱	甘草二钱	芍药三钱
丹皮三钱	地黄三钱		
煎大半杯，温服			

表未解者，加苏叶、生姜。

【释义】这段文字系统阐述了中医“热入血室”证的病理机制与证候特点，其核心在于月经期外感后邪热内陷血分的特殊病理过程。

妇人经水来潮时，血室（子宫）处于开放状态，此时外感风邪易乘虚直入。初起发热恶寒为太阳中风表证，七日后表邪已遍传六经，待表证解除（脉迟身凉）之际，邪热并未外解而是内陷血室。因少阳经脉下胸贯膈、循胁里而行，厥阴肝经与之表里相通，血藏于肝（厥阴），热入血室后通过经气感应，邪热从厥阴传至少阳。甲木（胆）气机逆升，少阳经气不降则壅塞胸胁，故见痞满如结胸状；君火（心火）与相火（肝胆之火）相互感应，相火升炎灼伤心液，导致神明失主而谵妄。肝主藏血，心主血脉，血热循经上扰心神，形成“血热则心病”的病理状态。

此证以胸胁满痛、神志异常为特征，与《伤寒论》“热入血室”条文相合，体现了妇人经期的特殊生理与少阳厥阴相火妄动的病理特点。

杂病根原

妇人之病，多在肝脾两经。土湿木郁，生气不达，奇邪淫泆，百病丛生。而阳虚积冷者多，阴虚结热者少。以其燥热在肝胆，湿寒在脾肾。土湿木郁而生表热者，十之八九，土燥水亏而生里热者，百无一二也。

【释义】妇人疾病多责之肝脾两经。脾（土）被湿困则肝（木）气郁滞，生机不畅，邪气内生而百病丛生。临床以阳虚积冷证多见，阴虚结热证罕见。因肝胆易生燥热，脾肾多现湿寒，故土湿木郁所致表热证占十之八九，而土燥水亏引发里热证不足百分之一。此论强调妇人病机以肝脾失调为本，寒湿内停为主，与“女子以肝为先天”“脾为后天之本”的中医理论相契合。

带下

带下者，阴精之不藏也。相火下衰，肾水澌寒，经血凝瘀，结于少腹，阻格阴精上济之路，肾水失藏，肝木疏泄，故精液淫泆，流而为带。带者，任脉之阴旺，带脉之不引也。五脏之阴精，皆统于任脉。任中阳秘，带脉横束，环腰如带，为之收引，故精敛而不泄。任脉寒冱，带脉不引，精华流溢，是谓带下。水下泄则火上炎，故多有夜热骨蒸，掌烦口燥之证。

而下寒上热之原，则过不在于心肾，而在于脾胃之湿。盖气根于肾，坎之阳也，升于木火而藏于肺；血根于心，离之阴也，降于金水而藏于肝。金性收敛而木性生发，金随胃降，收敛之政行，离阴下潜而化浊阴，是以气凉而水暖；木从脾升，生发之令畅，坎阳上达而化清阳，是以血温而火清。阳不郁则热不生，阴不郁则寒不作也。土湿则脾胃不运，阴阳莫交，阳上郁而热生于气，阴下郁而寒生于血。血寒，故凝涩而瘀结也。

仲景温经一汤，温中去湿，清金荣木，活血行瘀，诚为圣法。至于瘀血坚凝，则用土瓜根散，精液滑泄，则用矾石丸，法更密矣。

温经汤			
人参三钱	甘草二钱	干姜三钱	桂枝三钱
茯苓三钱	丹皮三钱	当归二钱	阿胶三钱
麦冬三钱	芍药三钱	芎䓖二钱	茱萸三钱
半夏三钱			
煎一杯，温服			

治妇人带下，及少腹寒冷，久不受胎，或崩漏下血，或经来过多，或至期不来。阴精流泻，加牡蛎。瘀血坚硬，加桃仁、鳖甲。

【释义】带下病表现为阴道分泌物增多，质地可能较为黏稠，患者可能出现夜间发热、骨蒸等症状，口干舌燥也是带下病的常见症状之一。

带下病的病机核心为阴精失藏。因相火衰弱，肾阳不足，寒凝经血瘀滞少腹，阻遏阴精上济之路，导致肾水失于封藏。肝木疏泄太过，精液不循常道而外泄，形成带下。任脉主阴，若任脉阴气过盛，带脉失于约束，亦会导致带下。此证以肾阳虚寒为本，血瘀肝郁为标，任带失司为关键病机。

脾胃为气机升降的枢纽，脾主升清，胃主降浊。湿邪阻滞中焦，使得上焦的阳气不能下行温暖下焦，而下焦的阴精不能上行滋养上焦，从而形成“上热下寒”的格局。肾中阳气（坎阳）是气机的根本，正常情况下，肾阳通过肝（木）的疏泄作用上升，温暖全身，最终藏于肺。心火（离阴）是血的根本，正常情况下，心火通过肺（金）的肃降作用下行，温煦下焦，最终藏于肝。若脾胃湿阻，气机升降失常，肾阳不能顺利上升，心火不能顺利下降，导致上焦阳气郁而化热（如口干、咽痛、烦躁），下焦阴气凝而化寒（如腰腹冷痛、下肢冰凉、便溏）。下焦寒盛，血行不畅，导致血瘀（如痛经、月经有血块、下肢麻木）。因此，带下病的核心在于脾胃湿盛，气机升降失常，导致阴阳不交，阳郁于上而化热，阴凝于下而化寒。治疗带下病需要温中祛湿，恢复脾胃功能，通过调理肺金和肝木来恢复阴阳平衡，活血行瘀，消除瘀血。

骨蒸

骨蒸者，肝木之不达也。肝木生于肾水，阳根在水，春气一交，随脾土左升，则化肝木。木气升发，和煦温畅，及臻[1]夏令，水中之阳，尽达于九天，则木化而为火。木火生长，是以骨髓清凉，下热不生。水寒土湿，肝木不升，温气下郁，陷于肾水，则骨蒸夜热，于是病焉，以肾主骨也。

肝木郁陷而生下热，则胆木冲逆而生上热。肝木下陷，必克脾土，胆木上逆，必克胃土。脾胃俱病，上不能容而下不能化，饮食减损，肌肉消瘦，淹滞[2]缠绵，渐至不起。

庸工不解，以为阴虚，率以滋阴泻热之剂，愈败土气，土败阳伤，无有不死也。是宜燥土暖水，升达木气，木郁条达，热退风清，骨蒸自愈。原非阴虚血热之证，清凉之品，未可过用，以伐中气也。

苓桂柴胡汤

茯苓三钱	甘草二钱	丹皮三钱	桂枝三钱
芍药三钱	柴胡三钱	半夏三钱	

煎大半杯，温服

热蒸不减，加生地、黄芩。蒸退即用干姜、附子，以温水土。

---

[1] 臻：至。

[2] 淹滞：久留。

【释义】骨蒸通常是指自觉身体发热，好像热从骨髓蒸发出来，不宜退去的症状。中医认为骨蒸与肝木不畅有关。肝木源于肾水，随着春季的到来，肝木随脾土左升而化生。正常情况下，肝木升发使得夏季时体内的阳气能够充分上升，转化为火，故骨髓清凉、下热不生。当肾水寒凉、脾土湿重时，肝木不能正常升发，温热之气被困在下方，陷于肾水，导致骨蒸夜热等症状。肝木功能受阻还会导致胆木功能异常，胆火上逆则生上热。肝木下陷克制脾土，胆木上逆克制胃土，导致脾胃功能受损，出现食欲减退、肌肉消瘦等症状。

本病治疗重点在于温燥脾土、温暖肾水，促进肝木升发，可予苓桂柴胡汤治疗。若热蒸不减，可以加入生地黄、黄芩以增强清热作用。当热象减轻后，可以使用干姜、附子来温补脾肾，增强水土功能。治疗时不宜盲目使用滋阴清热的药物，以免进一步损害脾胃功能。

胎妊解

胎妊者，土气所长养也。两精相抟，二气妙凝，清升浊降，阴阳肇基。血以濡之，化其神魂，气以煦之，化其精魄。气统于肺，血藏于肝，而气血之根，总原于土。土者，所以滋生气血，培养胎妊之本也。木火以生长之，金水以收成之，土气充周，四维寄旺，涵养而变化之，五气皆足，十月而生矣。

土衰而四维失灌，藏气不厚，则木不能生，生气不厚，则火不能长，长气不厚，则金不能收，收气不厚，则水不能成。生长之气薄，则胎不发育，收成之气薄，斯胎不坚完。木火衰乃伤堕于初结之月，金水弱乃殒落于将成之时。

血生于木火，气化于水金，而土则四象之中气也，故养胎之要，首在培土。土运则清其火金而上不病热，暖其水木而下不病寒。木温而火清，则血流而不凝也；金凉而水暖，则气行而不滞也。气血环抱而煦濡之，形神巩固，永无半产之忧矣。

【释义】胎妊是土气长养的结果。男女双方的精气相互结合，阴阳二气微妙地凝聚在一起，经过清升浊降的过程，奠定了生命的初始基础。气血在胎妊过程中扮演着重要角色，血负责滋养胎儿，气则负责温养胎儿，气主要由肺所主，血则储存在肝中，而气血都来源于脾土，同时木火依赖脾土才能生长，金水依赖脾土则收敛之功正常，土气充盈，其余脏腑功能正常，怀胎十月而生产。

若脾胃虚弱，气血生化不足，导致五脏精气亏虚。若肝气升发无力，表现为情绪抑郁、气滞血瘀等。若心火不足，表现为心悸、畏寒、精神萎靡等。若肺气不足，表现为气短、自汗、易感冒等。若肾精不足，表现为腰膝酸软、遗精、早衰等。胎儿依赖母体气血滋养，若脾胃虚弱气血不足，则胎儿发育不良，导致胎元不固，甚至流产。怀孕初期胎儿依赖肝的升发之气和心的温煦之气。若肝心功能衰弱则胎儿难以稳固，容易在怀孕初期流产。怀孕后期胎儿依赖肺的收敛之气和肾的封藏之气。若肺肾功能衰弱，则胎儿难以稳固，容易在怀孕后期流产或早产。因此，养胎的关键在于培育脾土，脾运化良好时可以清肺金以避免上热，暖水木以避免下寒。

结胎

胎妊之结，生长资乎木火，收成藉乎金水，土者，四象之母，其絪缊[1]变化，煦濡滋养，全赖乎土。脾以己土而主升，升则化阳而善消；胃以戊土而主降，降则化阴而善受。胎之初结，中气凝塞，升降之机，乍而堙郁，冲和之气，渐而壅满。其始胃气初郁，滋味厌常而喜新。及其两月胎成，则胃气阻逆，恶心呕吐，食不能下。迟而中气回环，胃土续降，然后能食。

胃土降则心火下行而化水，脾土升则肾水上交而化火，胎气在中，升降不利，乃水偏于下润而火偏于上炎。水润下者，火不交水而坎阳虚也；火炎上者，水不济火而离阴弱也。是故妊娠之证，下寒而上热，妊娠之脉，尺微而寸洪。仲景《金匮》：妇人得平脉，阴脉小弱，其人渴，不能食，无寒热，名妊娠。寸为阳，尺为阴，阴脉小弱者，尺之微也。《素问·平人气象论》：妇人手少阴脉动甚者，妊子也。手少阴之经，循臑内后廉，而走小指，脉动在神门神门，在掌后锐骨之中。虽非寸口，然太阴之左寸，亦可以候心，神门脉动者，寸口必动。手少阴脉动者，寸之洪也。推之，左寸脉动者，右寸必动，男胎动于左寸，女胎动于右寸，亦自然之理也。十九难：男脉在关上，女脉在关下。男子寸大而尺小，女子寸小而尺大者，常也。

胎气一结，虚实易位，大小反常，缘于中气之壅阻也。阴阳郁格，最易为病，法宜行郁理气为主，未可遽用填补之剂也。

豆蔻苓砂汤

白蔻一钱，生，研	杏仁二钱	甘草一钱	砂仁一钱，炒，研
芍药二钱	丹皮三钱	茯苓三钱	橘皮一钱

煎大半杯，温服

治胎孕初结，恶心呕吐，昏晕燥渴。

[1] 絪缊：指天地阴阳二气交互作用的状态。

证缘中气郁阻，胃土不降，以此开郁降浊，清胆火而行肝血。内热加清凉之味，内寒加温暖之品，酌其脏腑阴阳而调之。

【释义】结胎通常是指怀孕初期胚胎的形成和发展阶段。胚胎的生长发育依赖于肝木和心火的作用，成熟则依赖于肺金和肾水的作用，而这些均依赖脾土之功。怀孕初期，中气容易受到抑制，导致胃气不顺，升降功能失常，出现恶心、呕吐等症状。胃气初郁时，孕妇食欲改变，喜欢辛酸味的食物。2个月左右胃气阻逆而不降，恶心、呕吐症状加剧，但随后中气逐渐恢复，食欲好转。怀孕期间，胎气在中，升降不利，出现水偏于下润而火偏于上炎，导致下寒上热的情况，脉象表现为尺脉微弱而寸脉洪大。治疗应以行郁理气为主，不可过量应用补益之药。豆蔻苓砂汤可用于治疗怀孕初期恶心呕吐、头晕口渴等症状，根据患者的具体情况，如有内热或内寒，可以在方中加入相应的药物，需要避免使用可能导致流产或影响胎儿健康的药物。

堕胎

胎之结也，一月二月，木气生之，三月四月，火气长之，五月六月，土气化之，七月八月，金气收之，九月十月，水气成之，五气皆足，胎完而生矣。而土为四象之母，始终全藉乎土，土中阳旺，则胎气发育，十月满足，不至于堕。

盖胎妊之理，生长乎木火，收藏于金水，而四象之推迁，皆中气之转运也。阳蛰地下，左旋而化乙木，和煦温畅，万物资生者，己土之东升也；阴凝天上，右转而化辛金，清凉肃杀，万宝告成者，戊土之西降也。木升火化而胎气畅茂，金降水生而胎气坚完。生长之气衰则胎堕于初结，收成之力弱则胎殒于将完，其实皆土气之虚也。土生于火而克于木，火旺则土燥而木达，火衰则土湿而木郁。乙木郁陷而克己土，土气困败，胎妊失养，是以善堕。

胎妊欲堕，腰腹必痛。痛者，木陷而克土也。木生于水而长于土，土湿水寒，乙木乃陷。三十六难：命门者，诸精神之所舍，原气之所系，男子以藏精，女子以系胞。命门阳败，肾水澌寒，侮土灭火，不生肝木，木气郁陷，而贼脾土，此胎孕堕伤之原也。

姜桂苓参汤			
甘草二钱	人参三钱	茯苓三钱	干姜三钱
桂枝三钱	丹皮三钱		
煎大半杯，温服			

腹痛，加砂仁、芍药。

【释义】按照中医理论，胎儿的发育与五行紧密相关。每个月份对应着不同的五行属性，并对胎儿的形成和发展有着特定的影响。脾土是五行的中心，对于胎儿的正常发育至关重要。土气旺盛，胎儿能够健康成长，直至足月分娩。

胎妊的生长依赖于木和火的作用。木象征生发之气，火象征温暖和能量，两者共同推动胎儿的生长发育。胎妊的成熟和稳固则依赖于金和水的作用。金象征收敛和肃杀，水象征滋养和凝聚，两者共同确保胎儿的稳固和完整。土在五行中居中，四象（木、火、金、水）的运转依赖于中气（土）的调节与平衡作用。阳蛰藏于地下，左旋而化为乙木（阴木），带来温暖和生机，促使万物生长。这是己土（阴土）东升的结果。阴凝聚于天上，右转而化为辛金（阴金），带来清凉和肃杀，促使万物成熟。这是戊土（阳土）西降的结果。木升火化使得胎气畅茂，金降水凝使得胎气稳固。如果生长之气（木、火）衰弱，胎儿在初期容易流产；如果收成之力（金、水）不足，胎儿在后期容易夭折。这些问题的根源在于土气的虚弱。土生于火而克于木。火旺则土燥，木得以通达；火衰则土湿，木容易郁滞。乙木（阴木）郁滞会克制己土（阴土），导致土气困败，胎妊失养，从而容易流产。

腰腹疼痛是即将发生流产的一种常见症状，通常是因为肝木不升而下陷制约脾土所致。命门是人体内重要部位之一，对于男性而言与生殖有关，对于女性则是孕育胎儿的关键。肝木生于肾水而长于脾土，命门阳气衰弱时，肾水寒冷，侮土灭火，致使肝木不生，木气郁遏，进而抑制脾土的正常功能，这是堕胎的根本原因。

胎漏

结胎之后，经水滋养子宫，化生血肉，无有赢余，是以断而不行。其胎结而经来者，必有瘀血阻格。缘胎成经断，血室盈满，不复流溢。肝脾阳弱，莫能行血，养胎之余，易致堙瘀。瘀血蓄积，阻碍经络，胎妊渐长，隧道壅塞。此后之血，不得上济，月满阴盈，于是下漏。按其胎之左右，必有癥块。或其平日原有宿癥，亦能致此。

若内无瘀血，则是肝脾下陷，经血亡脱，其胎必堕。若血下而腹痛者，则是胞气壅碍，土郁木陷，肝气贼脾也，《金匮》名为胞阻。

宜疏木达郁而润风燥，其漏血腹痛自止。

桂枝地黄阿胶汤

甘草二钱	地黄三钱	阿胶三钱	当归三钱
桂枝三钱	芍药三钱	茯苓三钱	丹皮三钱
煎大半杯，温服			

治妊娠下血腹痛者。

桂枝茯苓汤			
桂枝三钱	茯苓三钱	甘草二钱	丹皮三钱
芍药三钱	桃仁三钱		
煎大半杯，温服			

治妊娠下血，癥块连胎者。

轻者作丸，缓以消之。

【释义】胎漏是指怀孕期间阴道出血的情况，通常伴随着腹痛等症状。胎漏的原因主要有以下三点：瘀血阻格、肝脾不和、宿癥复发。

怀孕后经水（月经）停止，原本用于经血的气血转而滋养子宫，化生为胎儿的血肉。因此，正常情况下怀孕后月经会停止。如果怀孕后仍有经血流出，说明体内存在瘀血阻格（瘀血阻滞），导致经血未能完全停止。如果肝脾阳气虚弱，无法正常推动血液运行，多余的血液容易形成瘀血。瘀血蓄积会阻碍经络，随着胎儿的生长经络闭阻更加严重。瘀血导致新血无法上济胎儿，反而在气血充盈时下漏出血。检查胎儿的左右两侧，可能会触摸到癥块。如果孕妇原本就有宿癥，也容易导致这种情况。如果没有瘀血但仍出血，则考虑是肝郁脾虚导致经血下漏，这种情况会导致胎气不稳，甚至流产。如果出血伴随腹痛说明子宫气血阻滞，肝气过盛克伐脾土。《金匮要略》将其称为“胞阻”，即子宫气血运行受阻，导致胎妊不稳。调理时应以活血化瘀、疏肝健脾为主，缓解胞气受阻的状态，但需注意保护胎气，避免使用过于峻猛的药物。桂枝地黄阿胶汤用于治疗妊娠期间出血和腹痛；桂枝茯苓汤用于治疗妊娠期间出血伴有癥块的情况，如果症状较轻可以考虑制作成丸剂，缓慢治疗。

产后根原

产后血虚气惫，诸病丛生，病则永年毕世，不得平复。弥月[1]之后，气血续旺，乃可无虞。盖妊娠之时，胎成一分，则母气盗泄一分，胎气渐成，母气渐泄，十月胎完，而母气耗损十倍，寻常不过数胎，而人已衰矣。母气传子，子壮则母虚，自然之理也。

[1] 弥月：产后满一个月。

但十月之内，形体虽分，而呼吸关通，子母同气，胎未离腹，不觉其虚。及乎产后，胎妊已去，气血未复，空洞虚豁，不得充灌，动即感伤，最易为病。胎时气滞血瘀，积瘀未尽，癥瘕续成者，事之常也。气血亏乏，脾虚肝燥，郁而克土，腹痛食减者，亦复不少。而痉、冒、便难，尤为易致，是谓产后三病。

血弱经虚，表疏汗泄，感袭风寒，是以病痉。痉者，筋脉挛缩，头摇口噤，项强而背折也。气损阳亏，凝郁内陷，群阴闭束，是以病冒。冒者，清气幽埋，不能透发，昏愦而迷罔也。津枯肠燥，阴凝气结，关窍闭涩，是以便难。便难者，糟粕艰阻，不得顺下，原于道路之梗塞，非关阳旺而火盛也。

总之，胎气生长，盗泄肝脾，土虚木贼，为诸病之本。土气不亏，不成大病也。

桃仁鳖甲汤

桃仁三钱	鳖甲三钱	丹皮三钱	丹参三钱
桂枝三钱	甘草二钱		

煎大半杯，温服

治瘀血蓄积，木郁腹痛者。

内热，加生地。内寒，加干姜。

桂枝丹皮地黄汤

桂枝三钱	芍药三钱	甘草二钱	丹皮三钱
地黄三钱	当归三钱		

煎大半杯，温服

治脾虚肝燥，木郁克土，腹痛食减，渴欲饮水者。

气虚，加人参。水寒土湿，加干姜、茯苓。

桂枝栝蒌首乌汤

桂枝三钱	芍药三钱	栝蒌根三钱	首乌三钱
生姜三钱	大枣三枚	甘草二钱	

煎大半杯，温服

治风伤卫气而病柔痉，发热汗出者。

葛根首乌汤

桂枝三钱	芍药三钱	甘草二钱	葛根三钱
麻黄一钱	首乌三钱	生姜三钱	大枣三枚

煎大半杯，温服

治寒伤营血而病刚痉，发热无汗者。

桂枝茯苓人参汤

人参三钱	甘草二钱	茯苓三钱	桂枝三钱
生姜三钱	大枣三枚		

煎大半杯，温服

治阳虚郁冒。

苁蓉杏仁汤

甘草二钱	杏仁二钱	白蜜一两	肉苁蓉三钱

煎大半杯，入白蜜，温服

治津亏木燥，大便艰难。

姜桂苓砂汤

茯苓三钱	甘草二钱	干姜三钱	桂枝三钱
芍药三钱	砂仁一钱		

煎大半杯，入砂仁末，温服

治饮食不消。

【释义】产后病是指因分娩过程中大量消耗气血，导致身体虚弱，容易引发的各种疾病。怀孕期间，虽然母体和胎儿形体已经分开，但他们的呼吸仍是相通的，气血也是相互关联的。因为胎儿的成长会消耗母体气血，但由于胎儿与母体呼吸关通，子母同气，所以孕妇在孕期通常不会感到明显的虚弱，分娩后胎儿离开母体，母亲的气血尚未完全恢复，因此身体非常虚弱，最易生病。产后常见病证包括痉、冒、便难，被称为产后三病。痉病表现为筋脉收缩，头部摇晃，口紧闭，颈部僵硬，背部弯曲。冒病表现为清气郁闭，无法透发，导致意识模糊不清。产后便秘通常是因为津液枯竭、肠道干燥所致，而非阳气过旺导致。产后病的治疗重点在于恢复气血、活血化瘀、温阳散寒，同时调理脾胃以促进气血生成。桃仁鳖甲汤、桂枝丹皮地黄汤、桂枝栝蒌首乌汤、葛根首乌汤、桂枝茯苓人参汤、苁蓉杏仁汤、姜桂苓砂汤及其加减方均可用于产后病，治疗时应针对不同临床症状辨证施治，避免延误病情。

索引